Vom Säugling zum Kleinkind

von
Cornelia Jöhnk
und
Maren Mühlbach

Mit zahlreichen Fotos und Zeichnungen

5. Auflage

Dr. Felix Büchner • Handwerk und Technik
Hamburg

ISBN 3.582.0**4565**.X

Verlag Dr. Felix Büchner · Verlag Handwerk und Technik G.m.b.H.
Lademannbogen 135, 22339 Hamburg; Postfach 63 05 00, 22331 Hamburg – 2003
E-Mail: info@handwerk-technik.de · Internet: www.handwerk-technik.de

Gesamtherstellung: Parzeller, Druck- und Mediendienstleistungen, 36043 Fulda
Illustration und Umschlaggestaltung: Susanne Kleiber, Hamburg

Geleitwort

Das Büchlein „Vom Säugling zum Kleinkind" vermittelt in knapper, übersichtlicher Form den aktuellen Wissensstand über Entwicklung, Pflege, Ernährung und Erkrankungen des Säuglings. Es ist leicht verständlich geschrieben und anschaulich bebildert und wird neben den pädagogischen auch den medizinischen Anforderungen gerecht.
Ich wünsche dem Büchlein, das mir rundum gefallen hat, weite Verbreitung.

Dr. med. Dieter Graf

Vorwort

Mit diesem Buch möchten wir in verständlicher, anschaulicher und möglichst praxisbezogener Form die Bereiche Säuglingspflege, Säuglingsernährung, die Entwicklung des Säuglings zum Kleinkind, seine Krankheiten sowie mögliche Unfallgefahren darstellen.
Aufgabenkomplexe am Ende jedes Kapitels sollen den Lernstoff vertiefen.
Da bei bestimmten Themen (z.B. bei der Entwicklung vom Säugling zum Kleinkind) eine Beschränkung auf das eigentliche Säuglingsalter, d.h. auf das erste Lebensjahr, nicht immer sinnvoll ist, wird in diesen Fällen auch ein Ausblick auf das zweite Lebensjahr gegeben.
Wir hoffen, allen, die im Umgang mit Säuglingen und Kleinkindern tätig sind, mit diesem Buch eine übersichtliche Hilfe für die Praxis zu geben und ihnen auf diese Weise eine verantwortungsvolle und kritische Auseinandersetzung mit den wichtigsten Bereichen, die das Kleinkind betreffen, zu ermöglichen. Daher erscheint es uns wichtig, auf aktuelle Probleme, z.B. bei der Säuglingsernährung, hinzuweisen, die sich aus der zunehmenden Umweltbelastung ergeben.
Die Ausführungen zu den Themen „Säuglingspflege" sowie „Entwicklung des Kindes" und „Kinderkrankheiten" schließen neben Maßnahmen zur Vorbeugung und Behandlung auch Hinweise ein, die ein rechtzeitiges Erkennen von krankhaften Veränderungen und Entwicklungsstörungen ermöglichen.
Durch die Früherkennung können vielfach Spätschäden in der Gesamtentwicklung durch gezielte Behandlungen vermieden werden.

Die Autorinnen

Inhaltsverzeichnis

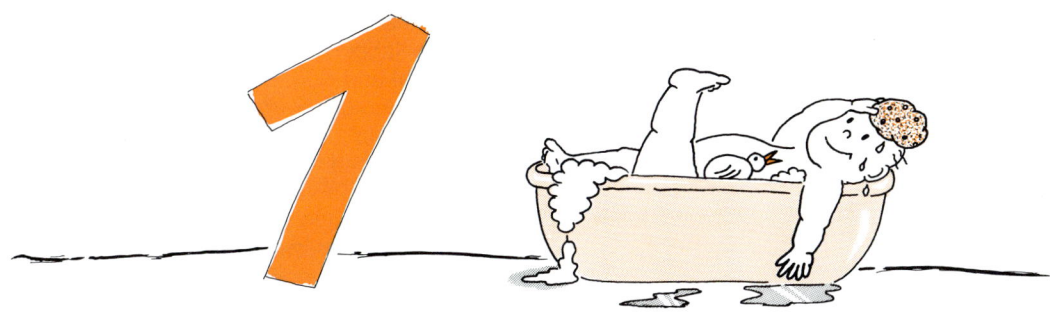

Säuglingspflege

1.1 Anforderungen an das Babyzimmer und an die Babyausstattung

Wird ein Kind erwartet, gilt es, rechtzeitig die zukünftige Wohnumwelt des Baby's „baby-gerecht" einzurichten. Im folgenden sind die wichtigsten Dinge aufgelistet, die man für das Baby in den ersten Monaten benötigt.

• die Liegefläche sollte höhenverstellbar sein.

1 Matratze (nicht zu weich, aus Roßhaar oder Kokosfaser)

Bett und Bettausstattung

1 Wiege oder Stubenwagen (nur ungefähr die ersten drei Monate zu benutzen)
1 Babybett (in verschiedenen Größen erhältlich, für circa drei bis vier Jahre benutzbar)
Wichtige Kriterien sind:

• Es sollte möglichst das DIN-Zeichen („Deut-sche Industrie-Norm"), ein S-Symbol („ge-prüfte Sicherheit") und eine TÜV-Plakette („Technischer Überwachungsverein") tra-gen,
• die Lackierung des Materials sollte giftfrei sein,
• der Gitterstäbeabstand darf nicht mehr als 7,5 cm betragen,
• das Baby darf sich bei Scharnieren und Beschlägen nicht die Finger einklemmen können,
• zwei bis drei herausnehmbare Gitterstäbe sinnvoll (machen das sichere Herein- und Heraussteigen beim größeren Kind mög-lich),

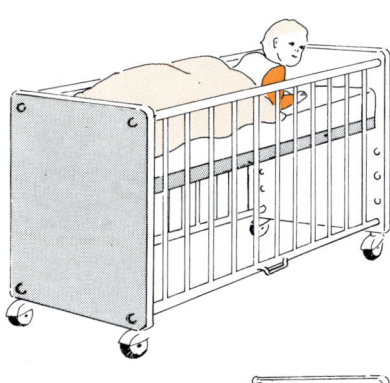

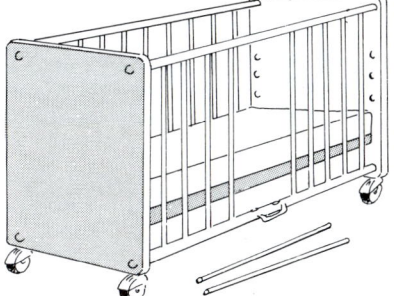

2 bis 3 kleine Bettlaken
   Betteinlagen aus Molton mit einer wasserdichten Einlage
2 bis 3 Bettbezüge
1 Wolldecke
1 leichte Steppdecke (z. B. Daunen)
1 Schlafsack
1 flaches Kopfkissen oder Mullwindeln

Bekleidung

4 bis 6 Strampelanzüge (Größe 56 und 62)
4 bis 6 Frotteehosen
4 bis 6 Hemdchen (Größe 56 und 62)
4 bis 6 Baumwolljacken
   Lätzchen
   Spucktücher (z. B. Mullwindeln)
1 Wolljacke
1 Wollmütze
1 Paar Wollhandschuhe (Fäustlinge)
1 Paar Wollschuhe

Wickeln

1 Wickelkommode oder
1 Wickelaufsatz für die Badewanne
1 Wickelauflage
   Windeln (siehe Punkt 1.2.3)
1 Desinfektionsmittel für die Babypflege
1 Windeleimer mit Deckel

Körperpflege

1 Waschschüssel oder
1 Babybadewanne

1 Badethermometer
   Waschlappen unterschiedlicher Farbe für
   Gesicht und Körper
   Badehandtücher (mit Kapuze)
1 Kinderseife
1 Babyhaarshampoo
1 Babyöl
1 Babycreme
1 Wund- und Heilsalbe
1 abgerundete Nagelschere für Kinder
1 Kamm
1 Babyhaarbürste (Naturborsten)
1 Paket Watte
1 Wundpuder für die Pflege des Nabels
1 Babywaage (gibt es in Apotheken zu leihen)

Transport

1 Kinderwagen (einfach oder Trisetausstat-
   tung)
1 Babytragetasche
1 Babytragesack oder Babytragetuch
1 Sicherheitsschale für den Transport im Auto

Ernährung bei Flaschennahrung

4 bis 6 Milchflaschen mit Verschlußkappen
2 Teeflaschen
1 Flaschenwärmer
4 bis 6 Milchsauger
2 Teesauger (Feinlochsauger)
1 Flaschenbürste
   ungesüßter Tee (z. B. Fencheltee)
   Milchfertignahrung
   Heilnahrung (bei Durchfall)

1.2   Körperpflege und Hygiene beim Säugling

Da der Säugling in den ersten Wochen viel schläft, insbesondere zwischen den Mahlzeiten, sollte mit der Körperpflege, z. B. beim Wickeln, gleichzeitig eine immer wiederkehrende, liebevolle und zärtliche Zuwendung zum Baby gekoppelt sein.

1.2.1   Hautpflege

Die Haut des Babys bedarf einer besonderen Reinigung und Pflege, da sie noch sehr zart und empfindlich ist: Bis zum Beginn der Pubertät baut die Haut noch keinen vollständigen Fettmantel auf, da die Talgdrüsen noch nicht voll funktionstüchtig sind. Deshalb ist für die empfindliche Babyhaut auch die Verwendung einer entsprechend hautschonenden Seifenart sehr wichtig. Herkömmliche Seifen wirken stark alkalisch (pH-Wert liegt oberhalb von pH-7), was zu einer stärkeren Quellung mit nachfolgender Austrocknung der Hornschicht durch den Fettentzug führt. Auch wird durch den hohen pH-Wert dieser Seifen der natürliche Säureschutzmantel der Haut beeinträchtigt.

Dies erfolgt dadurch, daß sich der pH-Wert der Haut (pH-5 bis pH-7) hin zu einem höheren pH-Wert verschiebt, sie also nicht mehr sauer reagiert. Somit bietet die Hautoberfläche einen guten Nährboden für Bakterien.

Für die Babyhaut sind neuartig entwickelte „Seifen" geeignet, deren pH-Wert zum einen dem pH-Wert der Haut entspricht, also den Säureschutz aufrecht erhält (pH-5,5 bis pH-7) und zum anderen rückfettende Substanzen enthalten, um die Austrocknung der Babyhaut zu vermeiden. Diese Seifen werden als „Waschstücke" bezeichnet.

Bei Veranlagung zu trockener Haut gibt es neben rückfettend wirkenden Seifen auch rückfettende Öle und fetthaltige Cremes.
Früher wurde das Baby erst gebadet, wenn die Nabelwunde völlig abgeheilt war. Es wurden Nabelbinden verwendet – heutzutage verzichtet man darauf und läßt die Nabelschnurreste offen an der Luft trocknen, bis sie abfallen. Wenn die Nabelwunde anfängt zu nässen, wird sie mit einem Wundpuder gepudert. Bei weiteren Komplikationen (wie z.B. Entzündung der Nabelwunde) ist der Arzt zu Rate zu ziehen. Normalerweise kann der Säugling bei komplikationsfreiem Heilungsverlauf schon vom ersten Tag an bis ca. zum 6. Lebensmonat täglich gebadet werden. Danach tut man der Hygiene auch Genüge, wenn man das Baby alle 2 bis 3 Tage badet und an den anderen Tagen wäscht. Gebadet werden sollte das Baby immer vor der Mahlzeit, da der Kreislauf bei vollem Magen zusätzlich belastet wird. Die meisten Babys fühlen sich im Badewasser ausgesprochen wohl. Man führt dies auf ihren langen Aufenthalt im Fruchtwasser zurück.

Bevor das Baby gebadet wird, müssen einige Vorbereitungen getroffen werden:
- Der Baderaum muß auf eine Raumtemperatur von ca. 22 bis 24 °C gebracht werden, da das nackte Baby schnell Wärme verliert.
- Er sollte vor Zugluft geschützt sein.
- Das Wasser sollte ca. Körpertemperatur (36 bis 37 °C) haben. Zur Ermittlung der richtigen Temperatur ist ein Badethermometer (häufig auch als Wasserspielzeug für Babys entworfen) am zuverlässigsten.

- Niemals darf man ein Baby in die Wanne setzen, bevor die Wassertemperatur gemessen wurde.
- Es sollte im Badezimmer eine Fläche vorhanden sein, auf der das Baby nach dem Bad abgetrocknet werden kann (z.B. Wickeltisch).
- Zwei Waschlappen und ein Badehandtuch (am besten mit Kapuze) sollten griffbereit sein.

Vor dem Bad sollte der Po mit einem Öltuch abgewischt werden, damit das Baby in sauberem Wasser badet. Bei den Mädchen muß darauf geachtet werden, daß die Reinigung von den Schamlippen zum After erfolgt und nicht umgekehrt, damit die Scheide nicht mit Darmbakterien infiziert werden kann. Bei Jungen ist bei der Reinigung des Genitalbereichs zu beachten, daß die Vorhaut mindestens im 1. Lebensjahr meistens noch sehr eng und oft noch mit der Eichel verklebt ist. Sie darf daher niemals zurückgestreift werden! Dieses falsche Hygienedenken kann Verletzungs- und Infektionsgefahren mit sich bringen!
Bei gesunder Babyhaut braucht kein Badezusatz zugegeben werden – bei zu trockener Haut neigenden Säuglingen werden viele auf Öl-Basis beruhende Pflegezusätze angeboten, die die Babyhaut rückfetten. Um die Babyhaut nicht zu sehr zu strapazieren, empfiehlt es sich, Neugeborene anfangs nur bis zu 5 Minuten zu baden. Bei älteren Säuglingen kann die Zeitspanne bis zu 10 Minuten ausgedehnt werden.

Beim Baden ist der richtige Griff und die richtige Haltung des Babys von wesentlicher Bedeutung, da Unsicherheiten dazu führen können, daß das Baby Wasser schluckt und somit Ängste gegenüber dem Wasser entwickelt.

So wird der Säugling gebadet:
- Zuerst **langsam** die Füßchen ins Wasser tauchen, damit sich das Baby nicht erschreckt.
- Mit der linken Hand (bei Linkshändern genau umgekehrt) unter den Nacken zur Schulter fassen, so daß der Kopf des Säuglings auf dem linken Unterarm ruht (darauf achten, daß das Gesicht und die Ohren des Säuglings über Wasser bleiben).

- Die rechte Hand ist frei zum Waschen. Zunächst wird das Gesicht und dann der Körper mit einem auskochbaren Waschlappen oder mit einem Einmal-Waschlappen gewaschen.

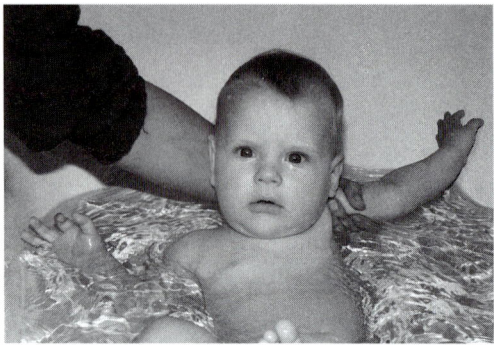

- Zum Waschen des Rückens und des Gesäßteiles wird das Baby mit der rechten Hand sicher herumgedreht, so daß es sich in Bauchlage befindet.

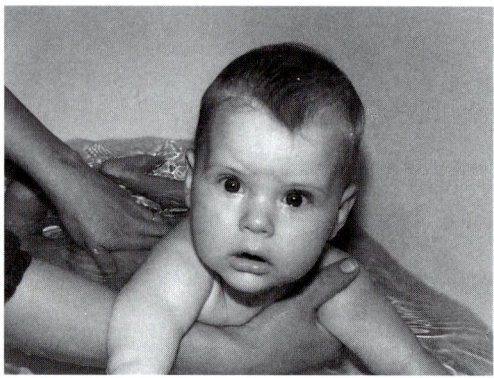

- Die Haare können beim Baden mitgewaschen werden. Da die Talgdrüsen noch nicht ausreichend Talg produzieren, genügt warmes Wasser oder ein mildes Kinderhaarwaschmittel, das nicht in den Augen brennt.
- Die Reinigung sollte spielerisch erfolgen – die Berührung mit dem warmen Wasser und dem Waschlappen vermittelt dem Baby Wohlbefinden, Freude und Spaß.

Nach dem Bad ist ein sorgfältiges Abtrocknen des ganzen Körpers sehr wichtig! Eine trockene Haut in diesem Bereich ist eine wesentliche Voraussetzung zur Verhütung von möglichen Hauterkrankungen im Windelbereich (siehe Punkt 1.2.3).

Daher müssen beim Baby die vielen Hautfalten, z. B. an Hals, Knie, Gesäßspalte, unter den Armen und zwischen den Beinen, vollständig trocken sein (siehe Pfeile).
Zur Hautpflege nach dem Abtrocknen sollten für das Gesicht wasserreiche, d. h. fettärmere Cremes – im Windelbereich dagegen wasserabstoßende, d. h. fettreiche Cremes oder Salben aufgetragen werden.

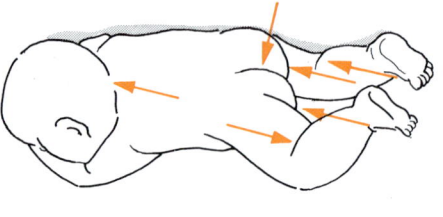

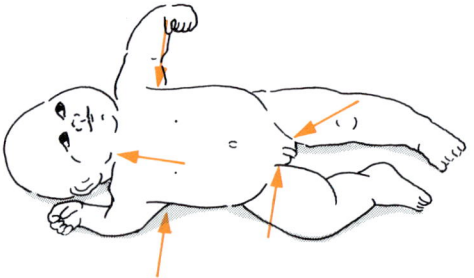

Allgemein gilt, daß Salben, Öle und Cremes immer sparsam angewendet werden sollten, damit die Poren der Haut nicht verstopfen und somit ihre Atmung verhindert wird. Mögliche Folgen können sonst Rötungen und Entzündungen der Haut sein.

Davon zu unterscheiden sind Hautveränderungen wie Pickelchen und rote Flecken bei Neugeborenen. Diese sind ein Zeichen dafür, daß noch Hormone über die Haut ausgeschieden werden, die das Baby durch das mütterliche Blut aufgenommen hat. Diese Stellen brauchen nur gewaschen, getrocknet und wenig gepudert zu werden. Keinesfalls dürfen sie mit Salben abgedeckt werden.
Nach der Körperpflege sollte das Baby noch ein paar Minuten in warmer Luft nackt strampeln oder krabbeln, bevor es angezogen wird, damit die Haut, insbesondere im Windelbereich, richtig trocken ist.

Währenddessen können die Augenränder, die Nase und die Ohren gereinigt werden! Die Augenränder sollte man, um Infektionen zu vermeiden, nicht mit dem Badewasser säubern, sondern nach dem Bad mit einem frischen, feuchten Waschlappen und mit klarem, warmen Wasser vorsichtig auswischen. Damit Schmutzpartikelchen nicht über die Augenoberfläche gerieben werden, müssen die Augen von außen zur Nase hin abgewischt werden. Anschließend werden Nase und Ohren wie folgt gereinigt:

Es sollten niemals Wattestäbchen verwendet werden, da das Baby sich durch seine noch unkontrollierten Bewegungen daran verletzen kann! Am besten werden die Nasenlöcher mit einem feuchten Watte- oder Mulltupfer gereinigt.

Zur Reinigung der Ohren genügt aufgrund der Selbstreinigung der Gehörgänge (Schmalzproduktion), daß der sichtbare Teil der Ohren vorsichtig mit etwas Watte gesäubert wird. Die Fingernägel werden rund – die Zehennägel dagegen gerade – geschnitten, wenn die Nägel über die Finger- bzw. Zehenkuppen hinausragen. Bei zu langen Nägeln besteht Verletzungsgefahr, wenn sich das Baby z. B. im Gesicht kratzt. Am leichtesten lassen sich die Nägel schneiden, wenn das Baby schläft.

1.2.2 Bekleidung

Grundsätzlich sollte die Bekleidung, die unmittelbar auf der Haut des Babys anliegt (Hemdchen oder Höschen), aus 100 %igen Naturfasern, insbesondere aus Baumwolle, bestehen. Im Gegensatz zu synthetischen Fasern sind Naturfasern atmungsaktiv, feuchtigkeitsaufnehmend, temperaturausgleichend und meistens kochfest. Mit einer Bekleidung aus Naturfasern kann auch Hautunverträglichkeiten, z. B. Allergien, vorgebeugt werden. (Ausnahme: keine tierische Wolle beim sogenannten endogenen Ekzem, auch als Neurodermitis bezeichnet, verwenden). Bei der zunehmenden Umweltbelastung in Luft, Wasser und Nahrung kann eine Bekleidung aus Naturfasern im Hinblick auf eine anzustrebende, möglichst schad- und fremdstoffarme Lebensumwelt des Säuglings nur förderlich sein.

Das Baby sollte immer den Witterungsverhältnissen entsprechend angezogen werden:

Im Sommer sollte die Kleidung luftig sein. Ist das Baby zu warm angezogen, kann ein Hitzestau entstehen, der sogar zu Fieber führen kann. Ein untrügliches Zeichen für zu warme Bekleidung ist Schweißbildung an Hals und Nacken. Eine Wolldecke reicht zum Zudecken. Die Ansicht, daß das Tragen einer Mütze bei Wind einer Mittelohrentzündung vorbeugt, ist falsch, da diese nur über eine Infektion der Atemwege entstehen kann. Als Sonnenschutz sind ein Sonnenhütchen oder ein Sonnenschutz geeignet. Babys dürfen keinesfalls der prallen Sonne ausgesetzt werden, da ihre Haut noch zuwenig Pigmente besitzt und deshalb schnell verbrennen kann. Der Kinderwagen sollte aus diesen Gründen in den ersten Monaten im Schatten stehen.

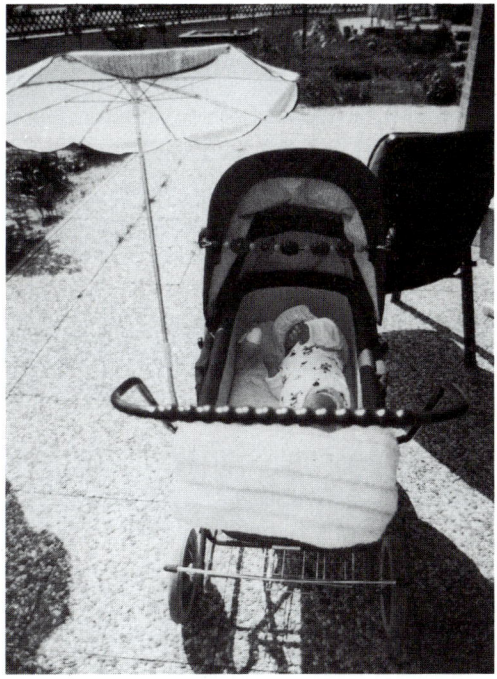

Im Winter sollte das Baby warm, aber nicht bewegungsunfähig eingepackt sein. Die richtige Bekleidung sind eine warme Winterjacke und Winterhose, eine Wollmütze, die die Ohren bedeckt, ein Schal sowie Handschuhe. Der Kinderwagen sollte von unten her mit einer Matratze, auf der eine Wolldecke oder ein Schaffell liegt, ausgelegt sein. Um Fußkälte zu vermeiden und Bewegungsfreiheit zu ermöglichen, ist ein Fußsack zu empfehlen.

Zum Zudecken können auch ein Daunenkissen oder eine dicke Wolldecke verwendet werden, wenn das Baby noch nicht so kräftig strampelt. Normalerweise braucht keine Unsicherheit darüber zu bestehen, ab wann das Neugeborene im Winter an die frische Luft darf. Ist es gesund, kann es durchaus schon in den ersten Tagen nach draußen. Kinderärzte empfehlen, nach den ersten zwei Wochen mit Spazierfahrten zu beginnen. Sie sollten anfangs aber nicht länger als eine halbe Stunde dauern, und die Außentemperatur sollte nicht unter –5 °C liegen.

Die Stärkung der körpereigenen Abwehrkraft sollte durch den Aufenthalt im Freien unterstützt werden!

Fühlt sich ein gesundes Baby unwohl, z. B. weil es friert oder schwitzt, so wird es sich sicher mit einem protestierenden Schreien melden, so daß Mütter nicht ängstlich sein müssen, wenn sie ihre Babys dem Wetter aussetzen. Lediglich, wenn das Baby einschläft, muß die Mutter darauf achten, daß es nicht auskühlt. Bei Nebel, übermäßiger Hitze oder Kälte und bei starkem Wind sollte das Baby allerdings nicht lange nach draußen. Bei Smog muß es vor Schadstoffen der Luft geschützt in geschlossenen Räumen bleiben.

1.2.3   Wickeltechniken und Windelarten

Windeln trägt das Baby in der Regel Tag und Nacht während der ersten zwei bis drei Lebensjahre. Für sein Wohlbefinden müssen die Windeln folgende wesentliche Funktionen erfüllen:
- Sie müssen die Feuchtigkeit (Nässe) gut aufsaugen.
- Sie müssen die volle Strampelfreiheit aus dem Hüftgelenk heraus zulassen und die natürliche Spreizhaltung der Beine unterstützen, um die gesunde Ausbildung des Hüftgelenks nicht zu gefährden. Auch kann sich bei voller Bewegungsfreiheit die Beinmuskulatur kräftig entwickeln. Das bedeutet, daß bei Anwendung einer falschen Wickeltechnik Hüftgelenkschäden entstehen können.

- Sie sollten leicht zu handhaben sein.
- Sie sollten hygienisch sein.
- Sie sollten hautschonend sein,
- und sie sollten die Hautatmung nicht behindern, so daß ein Austausch zwischen frischer Luft und der durch die Körperwärme des Babys verdunsteten Feuchtigkeit stattfinden kann.

Die heutigen Wickelverfahren und die im Handel befindliche große Auswahl an Windeln sind darauf ausgerichtet, den oben aufgelisteten Funktionen bestmöglich gerecht zu werden.
Im folgenden soll dargestellt werden, in welche Gruppen dieses großes Markenangebot an Windeln eingeteilt werden kann, worin die Unterschiede bestehen und unter welchen Bedingungen wann welche Windelart zu empfehlen ist.

Die Höschenwindel

Am gebräuchlichsten ist heutzutage die Höschenwindel. Es handelt sich um eine Wegwerfwindel, bei der die Zellstoffeinlage fest mit einer wasserdichten Außenfolie verbunden ist. Die Höschenwindel kann durch je einen praktischen Klebeverschluß an jeder Seite bequem und schnell geöffnet und geschlossen werden. Sie wird entsprechend dem Gewicht des Babys in verschiedenen Größen und Saugstärken (für Tag und Nacht) angeboten, d. h. diese Windelart ist durchgängig vom Neugeborenen bis zum Kleinkind zu benutzen.

Vorteile
- Solange der Nabel noch nicht verheilt ist, eignen sich Höschenwindeln am besten, denn so bleibt die Nabelwunde trocken.
- Um Hüftgelenkschäden vorzubeugen und volle Strampelfreiheit zu erreichen, sind alle diese angebotenen Windeln nach der sogenannten Breitwickelmethode konzipiert. Sie erfüllen also aus medizinischer Sicht die wichtigste Anforderung.
- Sie sind immer hygienisch, da sie für den einmaligen Gebrauch bestimmt sind.
- Besonders praktisch und bequem anzuwenden sind sie auf Reisen und im Urlaub.
- Sie saugen durch das spezielle Vlies und durch eine aufnahmefähige Saugschicht mehr Feuchtigkeit auf als herkömmliche Stoffwindeln. Sie halten das Baby also trockener und müssen auch weniger häufig als z. B. die Stoffwindeln gewechselt werden.

Einen besonders guten Nässeschutz bieten die Windeln, die außer einer Vlieseinlage eine feuchtigkeitsbindende Substanz enthalten, so daß der Po länger trocken bleibt.

- Im Gegensatz zu der Verwendung von Stoffwindeln ist die Arbeitserleichterung ein wesentlicher Vorteil dieser Windelart. Die gesparte Zeit, die bei den Stoffwindeln für das Waschen, Aufhängen und Zusammenlegen anfällt, kann für die Zuwendung zum Baby eingesetzt werden.
- Kleidung und Bettzeug werden selten beschmutzt, da ein Auslaufen von Nässe durch die ideale Paßform und den Beinabschluß weitgehend verhindert wird. Bei vielen Babys sitzen die verschiedenen Windelmarken unterschiedlich gut. Man muß die Windeln der einzelnen Hersteller ausprobieren, um die Windel mit der jeweils optimalen Paßform zu finden (d. h. es dürfen keine Druckstellen z. B. an den Oberschenkeln oder an der Hüfte entstehen).

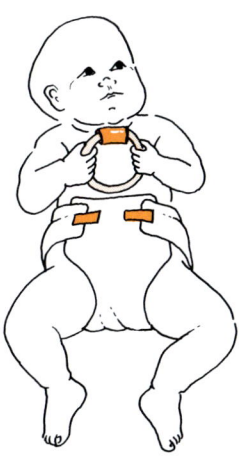

Neben parfümierten Windelhöschen werden inzwischen auch, entsprechend der wachsenden Nachfrage, vorwiegend unparfümierte und sogar ungebleichte Höschenwindeln angeboten. Diese Tendenz ergibt sich durch z. T. auftretende Hautausschläge und Allergien, die durch Inhaltsstoffe (z. B. Duftstoffe) dieser Windeln ausgelöst werden.

Es müssen als Negativpunkte jedoch angeführt werden, daß Höschenwindeln zum einen teurer sind als alle anderen Windelarten, zum anderen wesentlich mehr Abfall anfällt.

Windelhosen

Bei den Windelhöschen handelt es sich um Gummihöschen (erhältlich in gut ausgestatteten Drogerien), die mit Hilfe von Druckknöpfen an den Hüften des Babys geschlossen werden können. Wichtig ist hierbei die richtige Größe (Größe 1 bis 6, eingeteilt nach kg-Gewicht des Babys), damit genügend Strampelfreiheit gewährleistet ist. Außerdem dürfen die Druckknöpfe nicht zu Druckstellen führen. Die Windelhöschen sind kochfest und cremebeständig, sollten aber bei geringer Verschmutzung wie Feinwäsche behandelt werden, da sie dann beständiger sind.

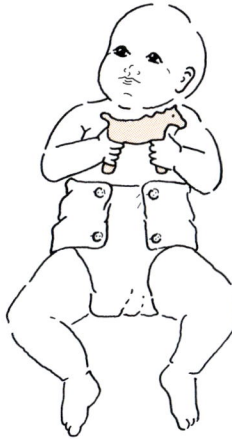

Manchen hautempfindlichen Babys ist die direkte Berührung der Windelhosen an den Hüften unangenehm. Hier können auch Wickelfolien verwendet werden.

Wickelfolien

Damit die Feuchtigkeit des Windelpakets (Stoffwindel oder Zellstoffeinlage) die Kleidung nicht durchnäßt, können diese Windelpakete entweder in Windelhöschen oder in Wickelfolien hineingelegt werden. Wickelfolien werden auch T-Folien genannt, da sie wie ein doppeltes T geformt sind. Sie werden lediglich über den Hüftknochen oder auf dem Bauch geknotet. Hierbei ist unbedingt darauf zu achten, daß die Knoten keine schmerzhaften Druckstellen verursachen.
Wickelfolien lassen dem Baby absolute Strampelfreiheit.

Nachfolgend ist eine Wickelanleitung dieser Wickelfolien dargestellt:

Wickelanleitung

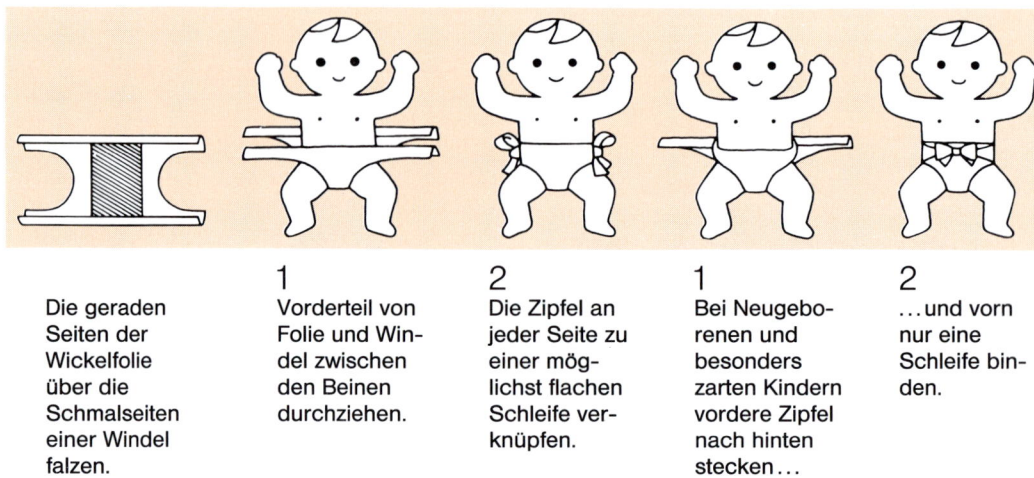

	1	**2**	**1**	**2**
Die geraden Seiten der Wickelfolie über die Schmalseiten einer Windel falzen.	Vorderteil von Folie und Windel zwischen den Beinen durchziehen.	Die Zipfel an jeder Seite zu einer möglichst flachen Schleife verknüpfen.	Bei Neugeborenen und besonders zarten Kindern vordere Zipfel nach hinten stecken…	…und vorn nur eine Schleife binden.

Viele Mütter entscheiden sich für das Wickeln mit T-Folien, da diese „Hülle" im Vergleich zu den anderen Höschen am luftdurchlässigsten ist, weil die Folie nicht überall eng an der Haut anliegt, aber durchaus bei richtiger Anwendung die Nässe zurückhält. Es entsteht hier kein Wärmestau, der zu Hauterkrankungen im Windelbereich beitragen kann. Bei hautempfindlichen Babys sollte so wenig Folie wie möglich auf der Haut anliegen. Die T-Folien sind auch im Vergleich zu den Höschenwindeln preiswert, da sie nach jeweiligem Waschen mehrfach verwendbar sind. Sie brauchen erst aussortiert zu werden, wenn das Material hart wird oder reißt.

Wollwindelhosen

Alternativ zu den luftundurchlässigen Materialien der Wickelfolien und der Windelhosen können über den Windeln (Stoff- und Strickwindeln) Windelhosen aus Wolle (z. B. aus Schafwolle) verwendet werden. Sie können selber gestrickt werden. Um Hüfterkrankungen vorzubeugen, d. h. um nach der Breitwickelmethode vorgehen zu können, besitzt die Strickart eine gewisse Elastizität. Die Paßform schließt an den Beinchen dicht ab, so daß normalerweise keine Feuchtigkeit an die Kleidung dringt.

Die Wollwindelhose besteht aus echter Rohwolle, d. h. sie ist noch nicht entfettet. Dadurch zeichnet sich die Wolle durch eine sehr gute Saugfähigkeit aus.
Bis zu 40 % ihres Eigengewichtes kann sie an Fremdfeuchtigkeit (Nässe der Windel) aufnehmen, bevor sie sich selber feucht anfühlt. Um diese feuchtigkeitsaufnehmende Eigenschaft nicht zu verlieren, muß sie beim Waschen mit speziellen wollfetterhaltenden Reinigungsmitteln behandelt werden. Die Hersteller empfehlen, die Wollwindelhosen nicht nach jedem Tragen zu waschen, sondern nur trocknen zu lassen. Hygienischen Bedenken setzen sie entgegen, daß die Ausscheidungen des Babys im Inneren der Fasern chemisch neutralisiert werden und zudem kochbare Stoffwindeln unmittelbar auf der Haut anliegen.
Diese Wollwindelhose bietet den Vorteil, absolut luftdurchlässig und sehr gut feuchtigkeitsaufnehmend zu sein.

Dadurch kann kein Hitzestau im Windelpaket entstehen und der Entstehung von Erkrankungen im Windelbereich wird somit vorgebeugt. Nicht anwenden darf man diese Wollwindelhosen, wenn bei dem Baby eine Wollallergie (Neurodermitis), d. h. eine Wollunverträglichkeit, vorliegt.

Die Handhabung dieser Windeln erfordert etwas Geschick, das durch Übung erreicht wird. Die Windel muß nach der Breitwickelmethode zusammengelegt sein und das Windelpaket muß gut sitzen: Nicht zu fest, damit kein Wärmestau entsteht und die absolut notwendige Strampelfreiheit nicht eingeschränkt wird. Es gibt verschiedene Breitwickelmethoden. Die Stoffwindel sollte auf jeden Fall zu einem Rechteck in einer Breite gefaltet werden, die gut zwischen die Beinchen des Babys paßt.

Die Mullwindel/Stoffwindel als Einlage in Wickelfolien, Windelhöschen oder Wollwindelhosen

Die Mull- oder Stoffwindel hat im Gegensatz zu den Höschenwindeln an Aktualität verloren, weil der Trend zu den immer ausgefeilteren, bequemer anzuwendenden Höschenwindeln geht. Die Stoffwindeln sind aus reiner Baumwolle – daher ist dies das hautverträglichste Windelpaket. Viele Mütter bevorzugen diese Windelart daher besonders während der ersten Lebensmonate, wenn die Babyhaut noch ausgesprochen empfindlich ist. Weiterhin wird auf diese altbewährte Windelart zurückgegriffen, wenn Babys Probleme mit den anderen Windelarten haben, z. B. wenn Hautreizungen (siehe Punkt 1.2.5) auftreten. Vielfach verwenden die Mütter aber auch wieder Stoffwindeln aus einer geänderten Einstellung heraus: Weg von den Zellstoffwindeln, hin zu den Stoffwindeln. Zudem wird ein Beitrag zum Umweltschutz geleistet, da kein Müll anfällt.

Die Strickwindel (Variante)
Diese Windel, die auch „italienische Windel" genannt wird, besteht wie die Stoffwindel aus reinen Naturfasern und zwar aus 100%iger Baumwolle. Diese Windeln sind in guten Fachgeschäften erhältlich.
Sie unterscheidet sich von der herkömmlichen Stoffwindel allein in der Form. Sie ist so geschnitten, daß beim Wickeln an den Innenseiten der Beinchen kein Wulst entsteht.
Wie bei der Stoffwindel handelt es sich um eine Breitwickelmethode und um eine offene Wickelmethode, da kein Kunststoff mitverwendet wird. Dadurch ist eine vollständige Luftdurchlässigkeit gewährleistet. Durch die langen Bänder können die Stoffwindeln gut befestigt werden.
Zur Verstärkung z. B. während der Nacht eignen sich auch hier zur Einlage Vlies-Stege (einfach oder doppelt).
Genaue Anleitungen zum Wickeln geben Säuglings- und Elternkurse.

Eine Möglichkeit, die Stoffwindel als Einlage zu falten:

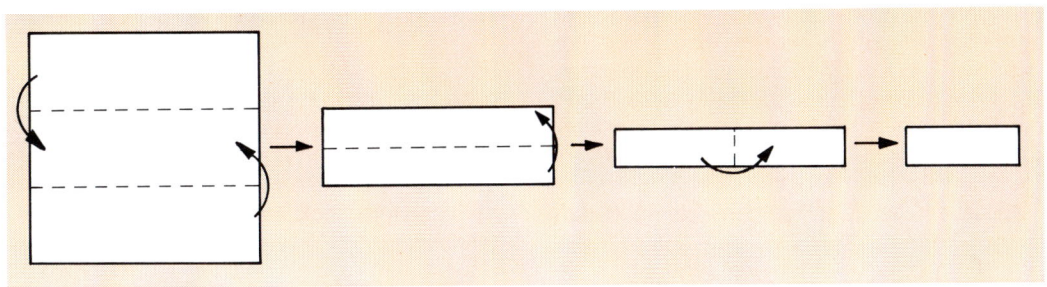

Die obere und untere Seite der Stoffwindel werden zu je einem Drittel umgeschlagen.

Die Stoffwindel wird nochmals der Länge nach in der Mitte umgeschlagen.

Die Stoffwindel wird nun noch einmal quer gefaltet.

Gefaltete Stoffwindel.

13

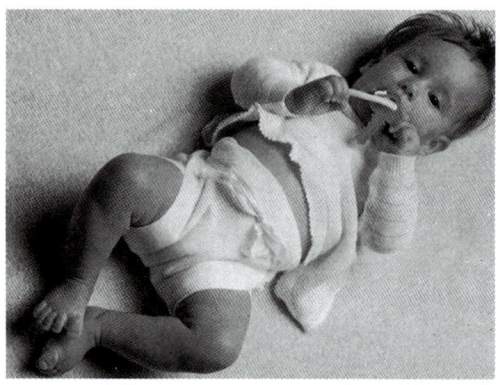

Die Stoffwindel muß häufiger gewechselt werden als die Zellstoffwindel, da die Feuchtigkeit nicht so gleichmäßig verteilt wird und die Saugkraft auch geringer ist.

Zwar sind die Anschaffungskosten im Vergleich zu anderen Wickelmethoden am höchsten, dafür können Stoffwindeln auch nahezu beliebig oft benutzt werden. Bevor eine ausreichende Menge an Stoffwindeln für eine Waschmaschinenfüllung erreicht ist, bietet es sich an, die verschmutzten Stoffwindeln vorübergehend in einem Behälter mit Wasser einzuweichen, dem z. B. etwas grüne Seife oder Essig zur Keimrezudierung und Geruchsentlastung zugegeben wird. Der Behälter sollte für Kinder unzugänglich aufbewahrt werden. Die Stoffwindeln werden bei 95 °C in der Waschmaschine gewaschen. Wichtig sind hierbei eine sparsame Waschmitteldosierung (die Hälfte der auf der Waschmittelpackung angegebenen Menge genügt) und ein gründliches Spülen (eventuell nochmaligen Spülgang einschalten), damit Waschmittelreste, die die zarte Babyhaut reizen können, vollständig herausgewaschen werden. Auf die Verwendung eines Weichspülers sollte ganz verzichtet werden, da dieser z. T. Allergien auslösen kann und außerdem sehr umweltschädigend wirkt. Die Weichheit der Windeln kann auch durch einen geringen Zusatz von Essig zum Spülgang oder durch das Trocknen im Wäschetrockner erreicht werden. Es wird deutlich, daß Stoffwindeln im Vergleich den größten Arbeitsaufwand erfordern. Praktische Erfahrungen zeigen aber auch, daß Babys, die mit Stoffwindeln gewickelt werden, schneller trocken werden, während sich viele Kleinkinder noch mit drei Jahren in Zellstoffwindeln wohlfühlen. Dieses ist auf die sehr gute Saugkraft zurückzuführen, die dem Baby das Nässegefühl nimmt und z. T. auch auf die Bequemlichkeit der Eltern.

Windeleinlage

Die findet ihre Anwendung als Einlage in eine Wickelfolie oder in eine Windelhose. Als zusätzlicher Nässeschutz können Windeleinlagen auch in Höschenwindeln oder in Stoffwindeln gelegt werden (z. B. für die Nacht).

Die Windeleinlage besteht aus Zellstoff und wird, wie die Höschenwindel, nach einmaligem Gebrauch weggeworfen. Gegenüber der Höschenwindel ist hier der Arbeitsaufwand etwas größer, weil die Wickelfolie bzw. die Windelhose gewaschen werden muß. Die Saugfähigkeit der Windeleinlage ist geringer als die der Höschenwindel und der Stoffwindel. Sie muß also häufiger gewechselt werden, damit die Babyhaut vor Nässe geschützt bleibt. Die Windeleinlage gewährleistet ebenfalls die geforderte Strampelfreiheit.

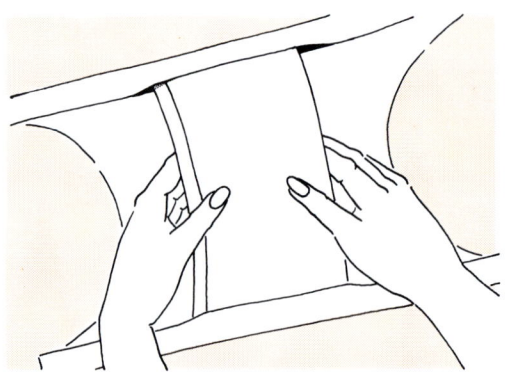

1.2.4   Pflege im Windelbereich

Von entscheidender Bedeutung für eine gesunde Babyhaut im Windelbereich ist die richtige Pflege. Aus Gründen der Hygiene müssen vor jedem Windelwechsel die Hände gründlich mit Seife gereinigt werden. Zweckmäßigerweise stellt man dann zwei Schüsseln mit lauwarmem Wasser in greifbare Nähe. Mit Papiertüchern oder ähnlichem wird der Po grob gesäubert. Die sorgfältige Reinigung kann entweder mit einem Öltuch oder mit Kinderseife erfolgen. Der Po wird dann mit klarem Wasser abgewischt, damit die Hautporen, insbesondere durch das Öl, nicht verschlossen werden.

Babys, die zum empfindlichen Po neigen, sollten vorbeugend (z. B. gegen Wundsein) dünn mit einer Wund- und Pflegecreme eingecremt werden. Der Po darf keinesfalls gleichzeitig mit Puder und Creme eingerieben werden, da sich Klümpchen bilden können, die die Haut aufscheuern können. Babys mit normaler bis fettiger Haut brauchen nicht am Po eingecremt zu werden, solange die Haut nicht wund ist. Die Creme würde nur die Saugfläche der Windel verkleben.

1.2.5 Erkrankungen im Windelbereich

Trotz sorgfältigster Pflege kann es zu Erkrankungen im Windelbereich kommen.
Insbesondere kann das Baby einen **wunden** Po bekommen. Hierfür können verschiedene Ursachen in Frage kommen, z. B.:
- eine zu saure Ernährung (saures Obst und Gemüse) der Mutter. Die Säure ist dann in
- der Muttermilch enthalten,
- eine zu lange Verweildauer des Stuhles in
- der Windel,
- eine Durchfallerkrankung, das Zahnen,
- zu häufiges Waschen mit Wasser und Seife, eine Unverträglichkeit gegenüber der Windel oder den Pflegemitteln oder
- zu wenig Frischluft im Pobereich.

Das Wundsein wird vom Baby als äußerst schmerzhaft empfunden.

Maßnahmen bei leichter Rötung
Damit es trockener liegt, sollten die Windeln sehr häufig gewechselt werden (ca. jede Stunde). Die Heilung der entzündeten Haut wird zudem begünstigt, wenn die Babyhaut möglichst viel frische Luft erhält. Dazu läßt man das Baby z. B. auf einer wasserundurchlässigen Unterlage nach dem Windelabnehmen eine Weile mit nacktem Po strampeln. Der Po darf beim Wundsein nicht mit Wasser und Kinderseife gereinigt werden, da diese Reinigung die Austrocknung der Haut nur fördert. Behutsam wird der Po mit Baby-Öl gereinigt, solange neben dem Wundsein keine Pilzinfektion (erkennbar an kleinen Bläschen) vorliegt.

Nach der Reinigung ist ein „Abtrocknen" der wunden Haut mit einem Fön in Bauchlage empfehlenswert. Selbstverständlich darf nur die erste Stufe eingeschaltet werden, und die Pflegeperson muß einen Mindestabstand von 30 cm einhalten, damit der Säugling keine Verbrennungen erleidet. Anschließend wird der Po messerrückendick mit speziellen Wund- und Heilsalben (Zink-Lebertran-Salben), die in Apotheken erhältlich sind, gepflegt.

Zusätzliche Maßnahmen bei schwerer Rötung
Zu den oben genannten Maßnahmen sind Sitzbäder, z. B. mit Eichenrindentee, und das Auftragen einer trockenen Zinklösung im Windelbereich zu empfehlen.

Zusätzliche Maßnahmen bei wunden Stellen
Den wunden Bereich vorsichtig mit Schafgarbentee oder mit abgekochtem Wasser reinigen und Sitzbäder mit Eichenrindentee durchführen. Danach wird wieder eine Zink-Lebertran-Salbe dünn aufgetragen.

Bei einem ausgeprägten Wundsein ist der Kinderarzt zu Rate zu ziehen.

Eine weitere Hauterkrankung, die **Windeldermitis,** kann immer wieder entstehen, weil sich zwei Zielsetzungen in der Windelthematik widersprechen. Auf der einen Seite gewährleisten insbesondere die Höschenwindeln einen sehr guten Nässeschutz, da sie nach allen Seiten hin fest abschließen. Das bedingt natürlich eine geringere Luftdurchlässigkeit; es entstehen also feuchte Wärmekammern, die die Entstehung von Pilzinfektionen im Windelbereich begünstigen. Die vermehrte Verwendung von Höschenwindeln hat leider parallel dazu auch zu einer starken Zunahme dieser Windeldermitis geführt.
Pilzinfektionen bedürfen einer intensiven und sorgfältigen Behandlung durch den Kinderarzt. Aber auch die Pflegeperson ist gehalten, die Behandlung sorgfältig und unter Einhaltung der gebotenen Hygiene durchzuführen.

Neben der Verordnung von speziellen Pilzsalben in Kombination mit Zinksalben muß ein sehr häufiger Windelwechsel (jede Stunde) vorgenommen werden, damit das Baby möglichst viel trocken liegt. Zur Vermeidung von Wärmekammern wird die Verwendung von Stoffwindeln in Kombination mit Wickelfolien oder Wollwindelhosen und das Nacktstrampeln an frischer Luft empfohlen.

Unterstützend auf den Heilungsverlauf können außerdem Sitzbäder mit Eichenrindentee oder Kaliumpermanganat (5 Kristalle in der Wanne auflösen, bevor das Baby hineingesetzt wird, wegen einer möglichen Verätzungsgefahr) wirken.

Bei einer Pilzerkrankung im Windelbereich sollte immer die Mundhöhle auf einen Pilz hin mituntersucht werden, um Rückfälle zu vermeiden.

Wann und wie oft trockenlegen?

Die Windeln sollten zu jeder Mahlzeit gewechselt werden. Empfehlenswert ist das Windeln nach den Mahlzeiten, da die Babys häufig während des Trinkens in die Windel nässen. Allerdings kann es bei Babys, die zum Spucken neigen, sinnvoll sein, sie schon vor den Mahlzeiten zu wickeln. Dadurch werden unnötige Bewegungen bei vollem Bauch vermieden.

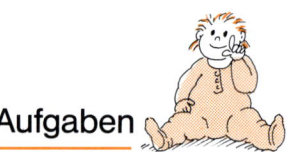

Aufgaben

1. Welche Anforderungen werden an ein „babysicheres" Kinderbett gestellt?
2. a) Begründen Sie, warum die Haut eines Säuglings einer besonderen Pflege bedarf.
   b) Welche Arten von Hautpflegemitteln stehen bei der Körperpflege des Säuglings zur Verfügung, und wie ist ihre Wirkungsweise?
3. Nehmen Sie zu der Abbildung auf der Seite 5 oben Stellung.
4. a) Welche Vorbereitungen sind vor einem Babybad zu treffen?
   b) Wann sollten Badezusätze im Badewasser verwendet werden?
5. An welchen Körperstellen müssen Babys besonders gut nach dem Waschen oder Baden abgetrocknet werden? Begründen Sie diese Pflegemaßnahme.

6. Beurteilen Sie die Verwendung von synthetischer Bekleidung und von Baumwollbekleidung.
7. Schadet dem Baby eine zu warme Bekleidung im Sommer? Begründen Sie.
8. Welche Anforderungen werden an Windeln gestellt?
9. a) Welche Windelart würden Sie bei gesunden Babys in der Krippe bevorzugen? Begründen Sie.
   b) Welche Windelart ist bei Hauterkrankungen im Windelbereich zu empfehlen?
   c) Beurteilen Sie die Windelarten bezüglich ihrer Umweltverträglichkeit.
10. a) Nennen Sie mögliche Ursachen für das Wundsein im Windelbereich.
    b) Begründen Sie, warum die Windeldermitis bei Säuglingen so stark zugenommen hat.

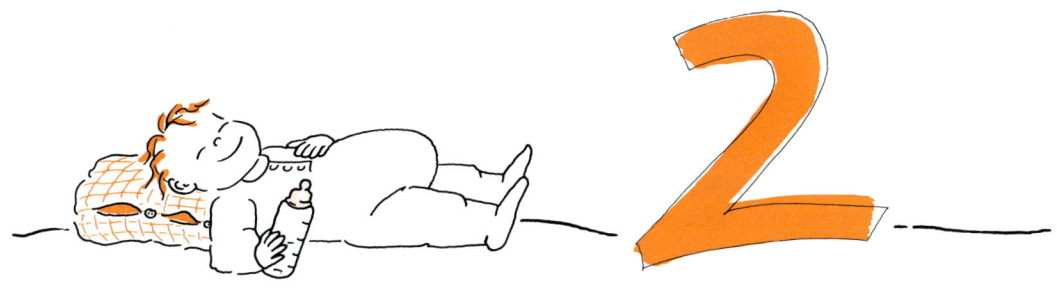

Die Ernährung des Säuglings

Die „Lebensnotwendigkeit" einer auf das Neugeborene zugeschnittenen Ernährung ergibt sich aus dem noch nicht ausgereiften Verdauungssystem während der ersten Monate. Im Unterschied zum Erwachsenen ist der Säugling noch nicht in der Lage, die „Normalkost" des Erwachsenen zu verdauen. Während seiner fetalen (vorgeburtlichen) Entwicklung im Mutterleib wurde er größtenteils über die Nabelschnur durch das mütterliche Blut ernährt. Das

Die Ernährung darf in den ersten Lebensmonaten das Verdauungssystem des Säuglings nur so wenig wie möglich belasten!

mütterliche Blut enthielt bereits die durch den Verdauungsvorgang in kleinste Bausteine zerlegten Nährstoffe, während das Neugeborene die Milchnahrung selber verdauen muß.

Alternativ zur natürlichen Ernährung mit Muttermilch bietet die Industrie eine Vielzahl von Säuglingsmilchnahrungen an, die dem empfindlichen Verdauungsapparat des Säuglings bestmöglichst angepaßt sind. Zum besseren Verständnis dieses umfangreichen Marktangebots sollen im folgenden die verschiedenen Möglichkeiten der Säuglingsernährung geschildert und auf aktuelle Probleme, die sich für eine gesunde Ernährung durch unsere heutige Lebens- und Umweltsituation ergeben, hingewiesen werden.

2.1   Ernährung mit Muttermilch

Nach wie vor ist die Muttermilch für das Neugeborene die gesündeste und natürlichste Ernährung, da sie in ihrer Zusammensetzung genau auf die noch unreifen Funktionen des Verdauungssystems eingestellt ist. Ihr Gehalt an Kohlenhydraten, Fett, Eiweiß, Vitaminen und Mineralstoffen entspricht dem Nährstoffbedarf des Säuglings, so daß eine bestmögliche körperliche und geistige Entwicklung des Säuglings gewährleistet ist. Hinzu kommt, daß sich die Zusammensetzung der Muttermilch mit zunehmendem Alter des Säuglings ändert. Sie paßt sich somit den Ernährungsbedürfnissen des

Säuglings an. Zwischen dem Nahrungsbedarf des Säuglings und der Milchproduktion der Mutter besteht eine enge Abstimmung, so daß die Gefahr einer Überernährung nicht gegeben ist. Außerdem liefert die Muttermilch dem Säugling Abwehrstoffe gegen Infektionen. Das Neugeborene ist nach der Geburt vielen fremden Keimen ausgesetzt und noch nicht in der Lage, eigene Abwehrstoffe zu bilden. Durch die Abwehrstoffe in der Muttermilch (insbesondere in der Vormilch, dem Kolostrum, enthalten, die die ersten drei Tage nach der Geburt gebildet wird) haben die gestillten Säuglinge einen hohen Schutz gegen Infektionen der oberen Luftwege (Erkältungen aller Art), des Magen- und Darmtraktes und gegen einige Kinderkrankheiten. Diese wichtigen Abwehrstoffe kann der Säugling durch keine andere Nahrung erhalten. Auch ist durch die Keimarmut der an der Brust getrunkenen Milch die Gefahr von Durchfallerkrankungen des Säuglings deutlich vermindert.

Glücklicherweise bietet die Muttermilch einen erhöhten Schutz vor Allergien, die gerade in unserer heutigen Zeit durch die vielen Reizeinwirkungen immer mehr zunehmen.

Als häufiges Argument gegen das Stillen wird der hohe Schadstoffgehalt der Muttermilch, insbesondere an chlorierten Kohlenwasserstoffen, angeführt. Die geltenden Höchstmengen an Schadstoffen für Trinkmilch werden meistens in der Muttermilch überschritten. Bislang haben Ärzte aber noch keine direkten Gesundheitsschäden an gestillten Säuglingen feststellen können. Als unbedenklich gilt, wenn das Baby bei normalem Gedeihen bis Ende des 6. Monats voll gestillt wird. Wird dieser Stillzeitraum überschritten, sollte die Milch auf ihren Schadstoffgehalt hin untersucht werden. Interessant ist, daß die Muttermilch von Frauen, die sich jahrelang überwiegend vegetarisch und vom biologischen Anbau ernährt haben, häufiger unter den Schadstoffwerten lag als die Muttermilch von Frauen, die unter anderem häufiger Fleisch und Fett verzehrten. Die Schadstoffe der Nahrung lagern sich im Fettgewebe der Frau ab und werden dort gespeichert. Beim Abbau des Fettdepots gelangen sie über das Blut in die Muttermilch. Deshalb wird Müttern auch so dringend geraten, während der Stillzeit nicht abzunehmen, damit das Baby nicht diese Schadstoffansammlung aufnimmt. Hinsichtlich der Milchzubereitung haben stillende Mütter ein einfaches Leben,

denn der Zeit- und Arbeitsaufwand des Einkaufens, Zubereitens und Abkochens von Flaschen und Saugern entfällt. Die Muttermilch ist zu jeder Tages- und Nachtzeit richtig temperiert verfügbar. Damit ist die Mutter z. B. auf Reisen beweglicher; zudem ist die Muttermilch kostenlos.

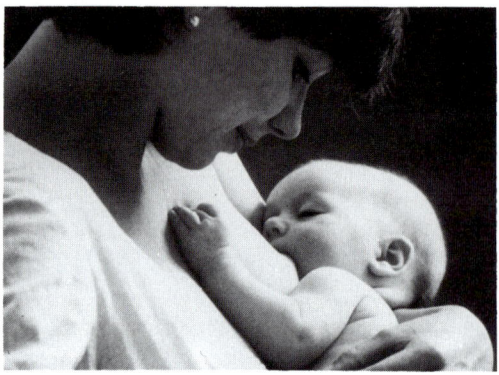

Neben einer optimalen Ernährung durch Muttermilch schafft das Stillen einen natürlichen, körperlichen Kontakt zwischen Mutter und Säugling. Dieser wirkt sich beruhigend und wohltuend auf beide aus. Die Ruhe und Geborgenheit kommt der körperlichen und psychischen Entwicklung des Säuglings zugute. Das Saugen an der Brust löst zudem bei der Mutter hormonelle Steuerungsprozesse aus, die die Rückbildung der Gebärmutter auf ihre normale Größe beschleunigen.

Erfreulicherweise nimmt die Stillhäufigkeit wieder zu. Die Ängste vieler Mütter, nicht stillen zu können, sind oft unbegründet. Eine positive Grundeinstellung und die richtige, behutsame Anleitung durch das Pflegepersonal in der Klinik sind sicherlich ein großer Schritt auf dem Weg zum erfolgreichen Stillen.

2.2 Ernährung mit Säuglingsanfangsnahrung

Ist die Ernährung des Säuglings mit Muttermilch nicht möglich (z. B. aufgrund einer Medikamenteneinnahme der Mutter), so können dem Säugling alternativ Säuglingsanfangsnahrungen auf Kuhmilchbasis, Sojamilchbasis und in hypoallergener Form gegeben werden.

Die Selbstherstellung von Säuglingsmilch ist zwar möglich, aber es wird aus folgenden Gründen davon abgeraten: die Zubereitung erfordert besondere hygienische Sorgfalt, eine genaue Messung der Zutaten und Zugabe von Vitaminen.

Die industriell hergestellten Säuglingsanfangs-nahrungen sind dagegen der Muttermilch in ihrer Nährstoffzusammensetzung bestmöglich angepaßt.

Dem Umstand, daß sich die Muttermilch während der Stillmonate entsprechend dem wachsenden Nahrungsbedarf des Säuglings ändert, trägt die Nahrungsmittelindustrie dahingehend Rechnung, als sie auch, bezogen auf die Inhaltsstoffe, unterschiedlich zusammengesetzte Milchnahrungen anbietet.

Die Säuglingsanfangsnahrungen werden entsprechend ihrer Zusammensetzung des Kohlenhydratanteils eingeteilt in:

- adaptierte Milchnahrungen (d. h. eine der Muttermilch in besonderem Maße angeglichene Milch),
- teiladaptierte Milchnahrungen,
- Folgemilchpräparate und
- Milchnahrung auf Sojamilchbasis.

Adaptierte Milchnahrung

Diese sehr bekömmliche Milch kann wie die Muttermilch vom ersten Tag an nach Bedarf dem Säugling gegeben werden. Sie ist neben der Nährstoffzusammensetzung auch in Aussehen und Beschaffenheit der Muttermilch angeglichen. Zeitpläne und die Einhaltung genauer Trinkmengen sind bei normal zunehmenden Säuglingen nicht notwendig.

Wird ihnen jeweils zur Sättigung die Flasche gegeben, so wird er über den Tag verteilt nur soviel trinken, wie er benötigt (Richtlinie ca. 5 Mahlzeiten pro Tag). Die Gefahr von Übergewicht ist also nicht gegeben. Der Säugling wird bestens ernährt, wenn er die adaptierte Milch die ersten drei bis fünf Monate erhält.

Teiladaptierte Milchnahrung

Der Begriff sagt schon aus, daß diese Milchart nur in Teilen der Muttermilch angepaßt ist. Sie ist auch etwas dickflüssiger als Muttermilch oder adaptierte Milch. Nachfolgende Tabelle zeigt im Vergleich die Nährstoffzusammensetzung der Muttermilch, der adaptierten Milch und der teiladaptierten Milch.

In der Muttermilch und in der adaptierten Milch ist als Kohlenhydrat einzig der sehr gut verdauliche Milchzucker (Lactose) enthalten, während der Kohlenhydratanteil in der teiladaptierten Milch höher und auch anders zusammengesetzt ist. Neben dem Milchzucker sind auch andere Zucker und Stärke enthalten. Die Gabe von teiladaptierter Milch muß mit Einhaltung von Höchsttrinkmengen erfolgen, da der Säugling durch die erhöhten Kohlenhydratwerte übersättigt werden könnte, was zu frühkindlichem Übergewicht führen kann. Teiladaptierte Milch sollte deshalb nicht gleich Neugeborenen gegeben werden – die andere Kohlenhydratzusammensetzung kann zudem Verdauungsbeschwerden (z. B. Blähbauch) verursachen. Geeignet ist sie ab dem 4. bis 6. Lebensmonat.

Folgemilchpräparate

Diese Milchnahrungen unterscheiden sich bereits deutlich von der Muttermilch. Aufgrund des sehr empfindlichen Verdauungssystems des Säuglings wird die Gabe dieser Präparate daher erst mit Beginn des 6. Lebensmonats empfohlen. Insgesamt ist die Nährstoffzusammensetzung an den Bedarf eines mehrmonatealten Babys ausgerichtet. Diese Säuglingsfolgemilchnahrung enthält gemäß der EU-Regelung ausreichend Vitamine und Spurenelemente (z. B. Eisen, Jod, Zink, Kupfer), so daß im 1. Lebensjahr auf Zusätze von Gemüse, Obst und Saft in die Flasche mit einem Folgemilchpräparat verzichtet werden sollte.

Nährstoffzusammensetzung von Muttermilch, adaptierter und teiladaptierter Milch (100 g) (Durchschnittswerte in g bzw. in mg)

	Muttermilch	adaptierte Milch	teiladaptierte Milch
Eiweiß	1,2 g	1,5 g	bis zu 2,0 g
Fett	4,1 g	3,6 g	3,3 g
Kohlenhydrate	6,9 g	7,2 g	9,0 g
Mineralstoffe	0,2 mg	0,25 bis 0,37 mg	0,4 mg

Milchnahrung auf Sojamilchbasis

Verträgt ein Baby keine Kuhmilchpräparate (äußert sich z. B. in Allergien oder wundem Po), so besteht die Möglichkeit, die Babys mit Ersatzmilchnahrungen, die Sojamilch enthalten, zu ernähren. Reine Sojamilch darf dem Säugling nicht verabreicht werden, da die Nährstoffzusammensetzung der Milch nicht auf den Bedarf des Säuglings zugeschnitten ist. Anwendung und Inhaltsstoffe aller Milchfertignahrungen stehen auf den Packungen.

Ernährung bei allergisch veranlagten Säuglingen

Heute sind ca. 15 % von 1000 Neugeborenen „Risikokinder" für Allergien. 70 bis 80 % von ihnen erkranken an Heuschnupfen, Neurodermitis und Asthma (atopische Erkrankungen). Säuglinge, bei denen ein erbliches Allergierisiko besteht, bedürfen einer besonderen Ernährung. Das (körperfremde) Eiweiß von Kuh- oder Sojamilch kann bei diesen Säuglingen eine Allergie auslösen. Für diese Säuglinge ist es ideal, wenn sie mit Muttermilch (enthält körpereigenes Eiweiß) gestillt werden, und zwar möglichst 6 Monate lang. Ist das nicht möglich, kann auf eine industriell gefertigte allergene Säuglingsmilchnahrung mit „aufgespaltenen Eiweißbausteinen" zurückgegriffen werden.

Diese Nahrung sollte mindestens 4 bis 6 Monate ohne jegliche andere Zusatznahrung gegeben werden. Das Risiko für nahrungsbedingte Allergien kann dadurch niedrig gehalten werden, bzw. der Zeitpunkt ihres Ausbruchs wird zumindest verzögert. Nachteilig ist allerdings ein bitterer Beigeschmack bei Säuglingsmilchnahrung mit hydrolisiertem Protein.

Unabhänigig von der Verwendung industriell hergestellter Milchnahrungen ist auch eine Selbstzubereitung der Milchnahrung möglich, aber aus heutiger Sicht nicht empfehlenswert. Von der Selbstzubereitung von Säuglingsnahrung im ersten Lebenshalbjahr mit unverdünnter Kuhmilch ist sehr stark abzuraten, da diese Kuhmilch bei Säuglingen zu schweren Ernährungsstörungen, in den ersten Lebenswochen sogar zu lebensbedrohlichen Störungen führen kann.

Der Grund dafür liegt in der unterschiedlichen Zusammensetzung von Muttermilch und Kuhmilch. Der Nährstoffgehalt der Kuhmilch ist auf die Bedürfnisse des Kalbes abgestimmt. Es wächst wesentlich schneller als der Säugling und benötigt daher mehr Aufbaustoffe. Für den jungen Säugling bedeutet der hohe, artspezifische Eiweiß- und Mineralstoffgehalt der Kuhmilch eine starke Nierenbelastung, der er in den ersten Monaten noch nicht gewachsen ist. Aus den Eiweißstoffen entstehen bei der Verdauuung Abbauprodukte, die mit den überschüssigen Mineralstoffen über die Nieren ausgeschieden werden müssen. Die Nieren können diese Stoffe nur mit viel Wasser ausscheiden, welches dem Körper entzogen wird. Lebensbedrohliche Wasserverluste können nur durch zusätzliche Flüssigkeitszufuhr vermieden werden. Weiterhin bedeutet der hohe Eiweißgehalt eine stärkere Belastung von Magen und Darm, da das Kuhmilcheiweiß schwerer zu verdauen ist als das Muttermilcheiweiß. Dies kann gefährlichen Durchfall zur Folge haben.

Um aus der Kuhmilch eine verträgliche Säuglingsernährung zu machen, muß sie in der Nährstoffzusammensetzung der Muttermilch angeglichen werden. Aber auch dann fehlen noch die wichtigen Abwehrstoffe, die den Säugling vor Infektionen schützen. So ist die Gefahr von Infektionen der oberen Luftwege (Erkältungen aller Art) um ein Vielfaches erhöht.

Gramm-Gewichtszunahme des Säuglings* (mittleres Geburtsgewicht: 3300 g)

	täglich	wöchentlich	
1. Lebensquartal	28 bis 30	150–	Jahressumme:
2. Lebensquartal	20	200 g	6870 bis 7020 g
3. Lebensquartal	15	100	
4. Lebensquartal	12	84	

* Droese u. Stolley: Lehrbuch der Kinderheilkunde, Thieme-Verlag, Stuttgart 1977 und in Anlehnung an die Ausführungen vom Forschungsinstitut für Kinderernährung, Dortmund.

Die Vorteile der industriell hergestellten Milchnahrungen überwiegen bei weitem: Sie sind bakteriologisch einwandfrei, der Muttermilch bestmöglich angepaßt, leicht zuzubereiten, gut lagerfähig und haltbar. Auf die nähere Ausführung einer Selbstzubereitung von Milchnahrung soll daher verzichtet werden.

Insbesondere während der ersten Lebensmonate ist bei der Ernährung mit Milchfertignahrungen oder mit Muttermilch auf eine altersgemäße Gewichtszunahme zu achten:
Anfangs verliert das Neugeborene an Gewicht, holt das Geburtsgewicht aber normalerweise bis Ende der 2. Woche wieder auf.
Die Gewichtszunahme verläuft also mit zunehmendem Alter langsamer. Bei gesunder Entwicklung (Trinklust, rosige und feste Haut, vergnügliche Stimmung sowie gute Schlafzeiten) braucht keinesfalls jeden Tag eine Gewichtskontrolle zu erfolgen. Es reicht durchaus, das Baby alle ein bis zwei Wochen zu wiegen.

Eine Erfahrungsregel besagt, daß der Säugling bis zum 6. Lebensmonat sein Gewicht verdoppelt und bis zum Ende des 1. Lebensjahres verdreifacht hat.

Betrachtet man das Trinkverhalten des Säuglings – er trinkt unterschiedlich viel an verschiedenen Tagen. Trinkt er einen Tag weniger, so gleicht er dies entsprechend seinem Bedarf an anderen Tagen durch vermehrtes Trinken aus. Es gibt Trinkmengenwerte (siehe Tab. S. 19), bei deren ungefährer Einhaltung eine normale Gewichtszunahme erfolgt. Aus der Übersicht geht hervor, daß bei älteren Säuglingen die Milchtrinkmengen immer mehr abnehmen, weil der Beikostanteil entsprechend zunimmt. Vom 7. Monat an bis Ende des 1. Lebensjahres sollte dem Baby nicht mehr als 500 ml Vollmilch über den Tag verteilt gegeben werden, weil sonst der Nährstoffgehalt der Milch für das Kind zu hoch ist.
Wird Vollmilch verwendet, so ist nur die frische pasteurisierte Trinkmilch mit 3,5 % Fett geeignet. In Ausnahmefällen kann auch die ultrahocherhitzte Milch (H-Milch), aber auch mit 3,5 % Fettanteil, genommen werden.
H-Milch unterscheidet sich im Nährstoffgehalt von pasteurisierter Vollmilch nur in einem größeren (50 %igen) Vitaminverlust. Wesentlicher Unterschied ist der Kochgeschmack. Da aber in der Säuglingsernährung die Vollmilch vielfach als Milchflasche mit Getreidezusatz oder als Milchbrei gegeben wird, sind geschmackliche Beeinträchtigungen der Milch unerheblich.

Empfohlene Milchtrinkmengenwerte im 1. Lebensjahr

Lebensalter	Anzahl der Mahlzeiten	Milchtrinkmenge pro Tag in ml	Art der Milchnahrung	
			wenn möglich Muttermilch, sonst adaptierte oder teiladaptierte Säuglingsmilchnahrung	pasteurisierte Vollmilch (als Brei)
2. Woche	ca. 5 bis 6	450 bis 600	X	
3. Woche	ca. 5	500 bis 650	X	
4. Woche	ca. 5	550 bis 700	X	
5. Woche	ca. 5	600 bis 750	X	
6. bis 8. Woche	ca. 5	700 bis 850	X	
3. Monat	ca. 5	750 bis 900	X	
4. Monat	ca. 4 bis 5	750 bis 850	X	
5. Monat	ca. 4 bis 5	650 bis 800	X	
6. Monat	ca. 4	550	X	
		+ 150		X
7. bis 12. Monat	ca. 4	250	X	
		+ 200 bis 250		X

Die Verwendung von Rohmilch in der Säuglingsernährung ist streng abzulehnen, da mögliche Infektionserreger (z. B. Streptokokken) in der Rohmilch beim Säugling Krankheiten auslösen können.

Ebenso ist die entrahmte Milch (0,3 % Fett) und die teilentrahmte Milch (1,5 bis 1,8 % Fett) für eine vollwertige Säuglingsernährung nicht geeignet, da aufgrund des Fettentzuges ein Nährstoffverlust, insbesondere an fettlöslichen Vitaminen, entstanden ist.

Auch Sterilmilch darf nicht verwendet werden, da sich durch die Art der Erhitzung (Sterilisierung) das Milcheiweiß verändert hat sowie ein Verlust an Vitaminen stattfand.

Um die Richtwerte nicht zu überschreiten, besteht die Möglichkeit, die Milch mit abgekochtem Wasser zu verdünnen. Weiterhin könnte die Gabe von Trinkwasser (immer abkochen!) oder von kohlesäurefreiem Mineralwasser notwendig werden, wenn der Säugling an einer fiebrigen Erkrankung leidet oder aus sonstigen Gründen stark schwitzt. Normalerweise braucht er aber in den ersten 4–6 Monaten bei normalem Gedeihen keine zusätzliche Flüssigkeit zur Mutter- oder Säuglingsmilch.

Zur Verwendung von Wasser in der Babynahrung ist folgendes zu erwähnen:

Infolge der zunehmenden Umweltbelastung reichern sich auch im Trinkwasser immer mehr Schadstoffe an. Insbesondere gefährden z. T. hohe Nitratwerte im Wasser die Gesundheit der Säuglinge, da das Nitrat durch Bakterien in Nitrit umgewandelt wird. Dieses Nitrit kann bei Säuglingen zu akuter Atemnot führen, da der Sauerstofftransport im Blut blockiert wird. Sicherheitshalber sollte im nächstliegenden Wasserwerk der Nitratwert des Wassers erfragt werden, um eine Gefährdung des Säuglings auszuschließen. Bei einer Wasserentnahme aus einem Brunnen kann der Nitratwert in einem Labor ermittelt werden. Bei einem zu hohen Nitratwert (für Säuglingsnahrung wird ein Wert bis zu 20 mg Nitrat je Liter Wasser für akzeptabel gehalten), sollte das Wasser nicht verwendet werden. Dem Säugling kann dann alternativ ein Mineralwasser gegeben werden, das die Aufschrift „Für Säuglingsnahrung geeignet" trägt.

Außerdem kann Trinkwasser mit Blei oder Kupfer so stark angereichert sein, daß der Säugling Gesundheitsschäden erleiden kann. Die Bleianreicherung rührt von noch bestehenden Wasserleitungen aus Blei her; das Blei wird herausgelöst und gelangt so in das durchlaufende Wasser. Vermehrte Bleimengen können bei Säuglingen zu schweren Störungen der geistigen Entwicklung führen. Die genauen Bleiwerte können aus einer entnommenen Wasserprobe im Labor ermittelt werden (das Wasser darf bis zu 0,04 mg Blei pro Liter Wasser enthalten). Enthält das Wasser zuviel Blei, so sollten als wirksamste Maßnahme die Bleirohre ausgetauscht werden. Empfohlen wird sonst, das Wasser für mindestens drei Minuten laufen zu lassen, bevor es für Nahrungszwecke entnommen wird, da sich das in den Bleirohren stehende Wasser über die vielen Stunden mit Blei anreichern konnte. Wo die Gefahr einer Gefährdung des Säuglings mit Blei besteht, sollte auch hier möglichst ein für Säuglinge geeignetes Mineralwasser verwendet werden.

Ebenso kann aus Trinkwasser, das z. B. über Nacht in einer Kupferleitung gestanden hat, Kupfer in das Trinkwasser gelangen und zu Gesundheitsschäden (frühkindliche Leberzirrhose) bei Säuglingen führen. Die gefährliche Kupferkonzentration kann durch vorheriges Ablaufenlassen von mehreren Litern Wasser vor der Wasserentnahme verringert werden.

Neben Kupfer steht Aluminium im Verdacht, gesundheitsschädigend zu wirken. Der Säugling nimmt mit der Muttermilch zwischen 2 und 10 Mikrogramm Aluminium auf. Es kann sich in Knochen ablagern und wachstumshemmend sein. Aluminium kann darüber hinaus die Funktion von Enzymen stören, die für die Gehirntätigkeit wichtig sind.

Daher sollte die Babynahrung auf keinen Fall in alten und zerkratzten Aluminiumtöpfen zubereitet werden. Risikofrei sind dagegen beschichtete und sachgerecht behandelte Aluminiumtöpfe sowie Töpfe aus Edelstahl sowie solche mit Emaillebeschichtung.

Zur Verabreichung der Flaschennahrung ist der richtige Sauger von großer Bedeutung. Er ist der Brustwarze der Mutter nachgeformt. Es gibt für die verschiedenen Flüssigkeitsstufen (dünnflüssige Milch und Teenahrung bis hin zur dickflüssigen Breinahrung) verschiedene Sauger aus Gummi oder Silikon mit unterschiedlich großen Löchern bzw. Schlitzen. Wichtig ist, daß sie kiefergerechte Form besitzen, um so Kieferverformungen vorzubeugen. Die Öffnung des Saugers sollte die Milch langsam heraustropfen, nicht aber herausrinnen lassen.

Das Geben der Flasche sollte wie beim Anlegen an die Brust in entspannter, ruhiger Atmosphäre stattfinden und durch Zuwendung den Mutter-Kind-Kontakt vertiefen. Der Säugling muß gut atmen können. Die Trinkdauer sollte nicht mehr als 15 Minuten betragen.

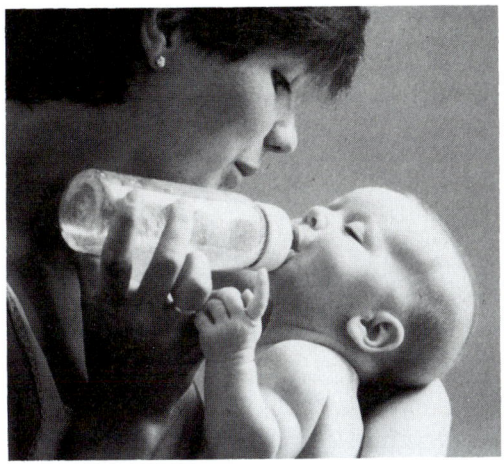

Bei der Zubereitung der Flaschennahrung muß die Einhaltung äußerster Hygiene geachtet werden. Im Gegensatz zur Muttermilch, die der Säugling direkt keimarm trinkt, sind die Milchnahrungen idealer Nährboden für Bakterien. Mangelnde Hygiene bei der Zubereitung kann zu Durchfällen führen. Um Flaschen und Sauger keimfrei zu halten, sollten sie direkt nach jeder Mahlzeit gründlich gereinigt und anschließend desinfiziert werden.
Die Babyflaschen werden zunächst nach Gebrauch kalt ausgespült, dann mit heißem Wasser, Spülmittel und (nur zu diesem Zweck dienender) Flaschenbürste gereinigt und mit heißem Wasser nachgespült. Die Sauger sollten zusätzlich mit Salz abgerieben werden, um alle Milcheiweißreste zu beseitigen.

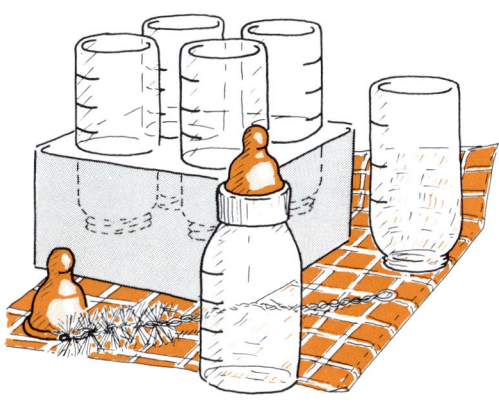

Bei der anschließenden Desinfektion gibt es verschiedene Möglichkeiten:

Die Kaltsterilisier-Methode
Es handelt sich hierbei um eine chemische Desinfektionslösung, die Chlor enthält. Da Reste dieser Chlorlösung in Flasche und Sauger zurückbleiben und mit dem Trinkwasser und der Säuglingsnahrung reagieren und evtl. gesundheitsschädliche organische Chlorverbindungen bilden können, ist davon abzuraten.

Die Dampf-Desinfektionsmethode
Sauger und Flasche werden im Desinfektionsgerät oder im Schnellkochtopf nur heißem Wasserdampf ca. 5 Min. ausgesetzt. Diese Methode ist praktisch und umweltschonend.

Die Auskochmethode
Diese herkömmliche Methode ist nach wie vor zu empfehlen, da sie einfach und preiswert ist. Sauger und Flasche werden ca. 2 bis 3 Min. in kochendem Wasser desinfiziert.
Zur Vermeidung einer erneuten Verunreinigung werden die desinfizierten Flaschen und Sauger entweder auf ein abgekochtes Tuch gestellt und abgedeckt oder in einer Flaschenbox gelagert.
Wird eine Flasche zubereitet, so ist die Gebrauchsanweisung auf der Packung genau zu befolgen. Reste sollten nicht wieder verwendet werden. Jede Flasche sollte frisch zubereitet werden, weil die zubereitete Milch für Keime sehr anfällig ist. Daher sollte die Flasche für die Nacht nicht schon angerührt im Flaschenwärmer stehen. Arbeitserleichternd ist das Bereithalten von frischem abgekochten Wasser in einer Thermoskanne.
Wird die Flasche (oder später auch die Beikost) in der Mikrowelle erhitzt, so müssen Regeln beachtet werden, um Verbrühungen an Mund und Speiseröhre vorzubeugen:
- Flasche und Glas ohne Deckel in das Gerät stellen (Explosionsgefahr!).
- Vor dem Füttern **unbedingt** die Flasche schütteln oder das Glas umrühren.
- Inhalt vorkosten oder Thermometer benutzen.

Begründung:
Die Mikrowelle bewirkt eine ungleichmäßige Erwärmung des Inhalts. Bei Kunststoffflaschen werden in der oberen Randzone 47 bis 53 °C gemessen, im mittleren und unteren Bereich nur 37 bis 39 °C.

2.3 Beikost zur Milchnahrung

Nach heutiger Erkenntnis reicht die Ernährung ausschließlich mit Muttermilch beim Stillkind und mit der künstlichen Kuhmilchzubereitung beim Flaschenkind die ersten 4 Monate aus. Unumgänglich ist aber schon von der 2. Lebenswoche an die regelmäßige, tägliche Gabe von Vitamin D in Tablettenform (400–500 I. E.), da weder in der Muttermilch noch in der Flaschenmilch ausreichend Vitamin D vorhanden ist. Dieses Vitamin kann auch durch die Umwandlung des Provitamins D in der Haut durch UV-Strahlen bei Sonneneinstrahlung gebildet werden.

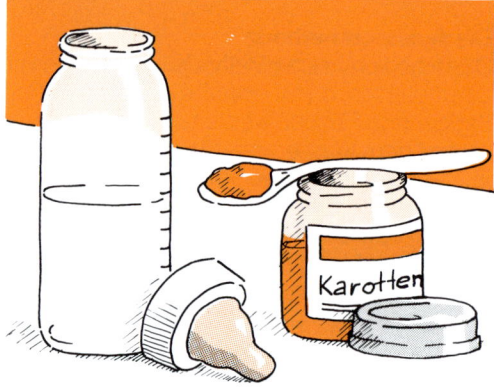

In unseren nördlichen Breiten erhalten die Babys allerdings zu wenig Sonnenlicht, um den Vitamin-D-Mangel der Milch durch Sonneneinwirkung auszugleichen. Daher ist die zusätzliche Vitamin-D-Versorgung von Anfang an äußerst wichtig. Ein Mangel an Vitamin D bewirkt eine Störung des Knochenaufbaus, insbesondere eine Knochenerweichung mit daraus resultierender Knochenverformung. Krankheitserscheinungen sind z. B. ein platter Hinterkopf, eine vorgewölbte Stirn, weiche Schädelknochen, Wirbelsäulenverbiegungen, O- oder X-Beine und kein Zuwachsen der Fontanellen (Lücken zwischen den Schädelknochen) in der Schädeldecke. Weitere allgemeine Merkmale sind leichtes Schwitzen am Kopf, Weinerlichkeit, Blässe, Appetitlosigkeit und ständiger Ammoniakgeruch des Harns. Um dieser Krankheit (Rachitis = englische Krankheit) vorzubeugen, wird daher dieses „antirachitische" Vitamin verabreicht. Der Kinderarzt verschreibt häufig während des 1. Lebensjahres Kombinationstabletten aus Vitamin D und Fluor (D-Fluoretten 500), um gleichzeitig frühzeitigem Ka-

riesbefall der Milchzähne vorzubeugen. Der stillenden Mutter ist zu empfehlen, vor dem Stillen etwas Milch aus der Brustwarze auf einen Teelöffel zu drücken, die Tablette darin aufzulösen und sie so dem hungrigen Baby per Löffel zu geben. Ab dem fünften Lebensmonat sind die Verdauungsorgane und ihre werdenden Funktionen schon wesentlich ausgereifter als in den ersten Lebensmonaten. Der Verdauungsapparat kann und sollte nun schon langsam neben der Milch mit anderer Nahrung (→ Beikost, zunächst Breie) „belastet" werden. Neben einer zunehmend größeren Verdauungsleistung ist der Magen-Darmtrakt immer weniger anfällig für Verdauungsstörungen wie Erbrechen, Durchfall oder Verstopfung.

Die Gabe von Beikost bedeutet die langsame Umstellung von der Milchnahrung zur späteren sogenannten Normalkost. Von der Beschaffenheit her ist die Beikost zunächst breiartig, da das Baby noch nicht über den notwendigen Kauapparat verfügt. Später sollte die Nahrung weniger fein zerkleinert werden.

Die Obst- und Gemüsebreie bedeuten für das Baby eine völlig neue Geschmacksvielfalt.

Werden industriell hergestellte Breie verwendet, so ist die Altersangabe auf den Etiketten zu beachten. Neben der Breizugabe können nun auch Frucht- und Gemüsesäfte verabreicht werden.

Man muß ausprobieren, ob die Säfte dem Baby bekommen. Empfehlenswert ist Karottensaft, da er kaum Säure enthält und somit nicht zum Wundsein führt. Da Karottensaft aber stuhlfestigend ist, sollte er bei schon festem Stuhl nicht gegeben werden.

Ganz allgemein kann über die Saftzugabe die Stuhlbeschaffenheit reguliert werden (siehe Angaben auf den Etiketten der Baby-Saftzubereitungen).

Man kann industriell hergestellte Saftzubereitungen verwenden, die keine Unkrautvernichtungs- und Insektenmittel und andere Schadstoffe enthalten, einwandfrei hygienisch hergestellt werden und einen eingestellten Säuregehalt aufweisen. Nachteilig ist, daß diese Flaschen mit 200 ml Inhalt in drei Tagen aufgebraucht werden müssen – der Säugling diese Mengen aber noch gar nicht benötigt. Sie sind in der Hinsicht unrentabel. Es werden zunehmend auch Saftzubereitungen angeboten, die frei von Zucker- und Honigzusätzen sind.

2.3.1   Abstillen

Die Gewöhnung an Beikost sollte nicht vor Beginn des 5. Lebensmonats, spätestens jedoch zu Beginn des 7. Monats erfolgen, unabhängig davon, ob die Babys vorher mit Muttermilch, adaptierter oder teiladaptierter Milch ernährt wurden. Diese Zeitspanne begründet die Ernährungskommission der Deutschen Gesellschaft für Kinderheilkunde damit, daß Ergebnisse vorlägen, die bei einer zu früh beginnenden Beikostfütterung

- auf eine Zunahme von Allergien hinweisen,
- entwicklungsphysiologische Störungen für möglich halten (wenn der Säugling zu früh mit dem Löffel gefüttert wird),
- zu einer frühen Steigerung der Energiezufuhr führen und
- zu einer früheren zusätzlichen Zufuhr von Natriumionen und Haushaltszucker führen.

Die stillende Mutter sollte, wenn möglich, bis Ende des 4. Monats voll stillen. Dann sollte sie mit dem Abstillen beginnen. Das Abstillen darf keinesfalls abrupt erfolgen, sondern muß behutsam eingeleitet werden. Zunächst können vor einer Stillmahlzeit (z. B. mittags) ein bis zwei Teelöffel Obst- oder Gemüsebrei gegeben werden.

Da die Mundmuskulatur noch auf Saugen eingestellt ist, schiebt das Baby anfangs den Brei mit der Zunge wieder aus dem Mund. Es muß sich erst auf das Schluckverhalten umstellen. Das verlangt auch von der Mutter (bzw. Pflegerin) großes Verständnis, Geduld und innere Ruhe für diesen Lernschritt, wenn er nicht sofort gelingt.

Keinesfalls darf der Löffel gewaltsam, womöglich mit Geschrei, in den Mund geschoben werden. So würde eher ein schlechter Esser herangezogen werden. Die Breimenge wird stufenweise jeden Tag so gesteigert, daß nach ca. ein bis zwei Wochen eine Milchmahlzeit durch eine Breimahlzeit ersetzt wird.

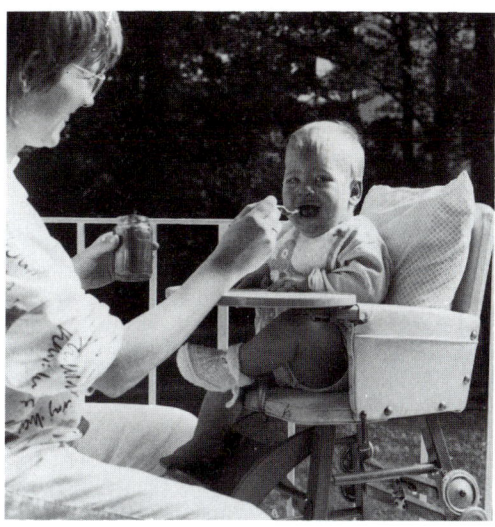

Der langsame Rückgang der Milchnachfrage bewirkt entsprechend im Körper der Mutter einen langsamen Rückbildungsprozeß der Milchbildung, d. h., das Milchangebot paßt sich der sinkenden Milchnachfrage des Säuglings an.

Im Abstand von je einem Monat werden die zweite und dritte Milchmahlzeit durch Obst- oder Gemüsebreimahlzeiten ersetzt.

Die nachfolgende Tabelle (auf S. 26) über den Ernährungsplan für das erste Lebensjahr sowie zusätzliche, vertiefende Informationen über Tagespläne sind in dem Heft „Empfehlungen für die Ernährung von Säuglingen", herausgegeben von dem Forschungsinstitut für Kinderernährung, Dortmund, 1996, zu finden:

Ernährungsplan für das erste Lebensjahr in Anlehnung an die Empfehlungen des Forschungsinstituts für Kinderernährung Dortmund

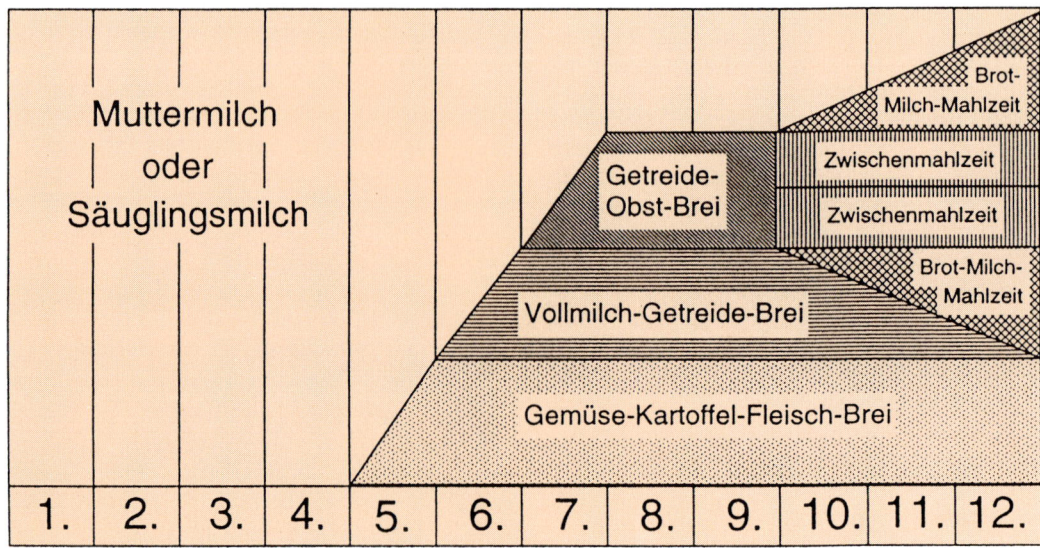

Da die Eisenreserven in der Leber des Säuglings allmählich aufgebraucht sind, muß die Beikost ausreichend Eisen enthalten zur Vermeidung von Erschöpfungszuständen, Blässe und Müdigkeit.

Als bestes Lebensmittel für eine gute Eisenversorgung gilt Fleisch, weil das Eisen aus dem Fleisch vom Körper am besten aufgenommen wird. Eine fleischlose Kost wird daher vorsichtshalber nicht empfohlen.

Sollten sich Mütter dennoch entscheiden, ihren Babys nur selten oder gar nicht Fleisch zuzufüttern, muß diesen Kindern das nötige Eisen alternativ durch den ausreichenden Verzehr von eisenreichem Gemüse (z. B. Fenchel, Karotten, Spinat, Grünkohl, Zucchini) und eisenreichem Getreide (z. B. Hirse, Grünkern, Hafer, Roggen aus vollem Korn) zugeführt werden. Die Verwertung des schlecht ausnutzbaren Eisens aus den pflanzlichen Nahrungsmitteln kann durch die gleichzeitige Gabe von Vitamin C (enthalten z. B. in Orangensaft, Blumenkohl, Kartoffeln und Brokkoli) verbessert werden.

2.3.2 Säuglingsfertignahrung oder selbsthergestellte Säuglingsnahrung

Jede Mutter hat heute bei der Ernährung mit Beikost die Alternative, „industriell hergestellte Gläschenkost" oder „selbstzubereitete Babynahrung" zu verwenden.

Für die industriell hergestellte Beikost wie für die selbsthergestellte Beikost gilt gleichermaßen, daß im 1. Lebensjahr diese Kost nicht gesalzen werden sollte, da Kochsalz als Mitverursacher von Bluthochdruck gilt, eventuell eine Nierenüberlastung entsteht und ein langfristig schädlicher Gewöhnungseffekt an Salz eintreten kann. Zur Geschmacksverfeinerung eignen sich Butter und feine Keimöle ebenso wie frische Gewürze (z. B. Petersilie, Dill) in feinzerhackter Form. Die Babykost darf im Gegensatz zur Erwachsenenkost nur milde gewürzt werden, da der Babymagen noch nicht gereizt werden darf.

Die Nahrung sollte so wenig Zucker wie möglich enthalten, da Zucker
● die Zähne schädigt, indem die im Mund enthaltenen Bakterien den Zucker im Rahmen ihres Stoffwechsels in Säuren umwandeln, die den Zahnschmelz angreifen,
● den Stoffwechsel negativ beeinflußt: er verbraucht Vitamine (insbesondere die B-Vitamine B_1, B_6, B_{12}) und Mineralstoffe.

Mit Beginn der Beikostfütterung sollte langsam aber stetig zu einer Kost übergegangen werden, die immer vielseitiger und gemischter wird.

Gegen Ende des 1. Lebensjahres erfolgt der Übergang zur Kleinkindkost, d. h. neben der Gabe von Breien wird vermehrt feste Kost gegeben. Nun lernt das Kind langsam, auch aus einem Becher zu trinken und die Nahrung zu löffeln.

Verwendung von Gläschenkost und Beikost

	Gläschenkost	selbsthergestellte Beikost
Vorteile	● schnell verfügbar (speziell auf Reisen und bei Zeitmangel) ● bequeme Zubereitung ● fein pürierter Inhalt ● schadstoffkontrolliert ● nährstoffschonend zubereitet ● Einkauf und Vorratshaltung risikolos	● Geschmacksvielfalt ● Kontrolle über verwendete Nahrungsmittel und Zutaten ● wesentlich billiger als Gläschenkost ● erneutes Aufwärmen ist möglich ● es kann auf Vorrat gekocht werden und in Portionen eingefroren werden
Nachteile	● sehr teuer ● Inhalt darf nur einmal erwärmt werden ● geöffnetes Glas darf nur 3 Tage im Kühlschrank aufbewahrt werden. ● Inhalt enthält zuviele verschiedene und auch überflüssige Zutaten: – zuviel wasserlösliche Vitamine (Vit. C kann z. B. Allergien auslösen) – z. T. zuviel Kochsalz – z. T. zuviel Zuckerzusätze – überflüssige Verdickungsmittel Folgen: Die vielen Zutaten können Allergien auslösen ● Einheitsgeschmack ● zu langes Verabreichen von fein pürierter Gläschenkost kann Kaufaulheit begünstigen	● größerer Arbeits- und Zeitaufwand ● evtl. Verlust von Nährstoffen durch falsche Gartechnik (zuviel Wasser und zulange gekocht) oder durch erneutes Aufwärmen

Die Hinführung zur Kleinkindkost ist für die körperliche und seelische Entwicklung des Kindes äußerst wichtig!

Die Ernährung mit überwiegend Milch und Milchbreien gegen Ende des 1. Lebensjahres wird den gestiegenen Ernährungsansprüchen des Kindes nicht mehr gerecht; diese einseitige Ernährung kann im Gegenteil zu Fehlernährungen des Kleinkindes führen, wie z. B. Fettsucht, Unterernährung sowie mangelhafte Zufuhr der benötigten Nährstoffe.

Die altersgemäße Ernährung fördert im seelischen Bereich die Selbständigkeit und das Selbstwertgefühl des Kleinkindes!

2.3.3 Vollwerternährung – schon im Säuglingsalter?

Im Zuge des gestiegenen Ernährungsbewußtseins wird häufig die Frage gestellt, ob Säuglinge nicht auch Vollwerternährung bekommen sollten. So empfehlenswert die vollwertige Kost für Kinder und Erwachsene ist, so schädlich ist sie für Säuglinge. Bei der Vollernährung bleiben die vorwiegend vegetabilen Lebensmittel möglichst naturbelassen (d. h., sie sollten nicht geschält oder industriell zerkleinert, zerkocht und konserviert sein). Es gibt jedoch verschiedene Inhaltsstoffe in manchen Lebensmitteln, die für Säuglinge richtiggehend gefährlich sind. Einige körpereigene Enzyme, die Stärke und Fett in Energie umwandeln, werden erst gegen Ende des ersten Lebenshalbjahres aufgebaut. Gemüse und Obst (naturbelassen) können daher von den Verdauungsorganen nur schwer oder überhaupt nicht verdaut werden. Unverdünnte Kuhmilch hat einen viel zu hohen Nährstoffgehalt, insbesondere an Eiweiß, was zu einer Nierenüberlastung führen kann (siehe S. 20). Bestimmte Getreidesorten, z. B. Hafer, Roggen, Weizen und Gerste, enthalten Glutin (Eiweißstoff), bei dessen Aufnahme Säuglinge eine Stoffwechselerkrankung (Zöliakie) erleiden können. Daher gibt es für die ersten Lebensmonate keine Alternative zur Ernährung mit Muttermilch oder industriell hergestellter Säuglingsnahrung. Ab dem 6. Lebensmonat darf erst der schrittweise Übergang zur Vollwerternährung erfolgen.

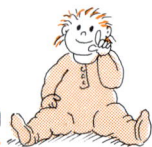

Aufgaben

1. Stellen Sie die Vor- und Nachteile der Ernährung mit Muttermilch gegenüber.
2. Worin unterscheidet sich die adaptierte Milchnahrung von der Muttermilch?
3. Begründen Sie, warum die Ernährung mit teiladaptierter Milch während der ersten Lebensmonate zu Ernährungsstörungen beim Säugling führen kann.
4. Wie kann ein Säugling ernährt werden, wenn er nicht gestillt wird und die Kuhmilchpräparate nicht verträgt?
5. Begründen Sie, warum von einer Selbstzubereitung der Milchnahrung mit unverdünnter Kuhmilch abgeraten wird.
6. Begründen Sie, warum eine Verwendung von Leitungswasser als Trinkwasser in der Babynahrung problematisch sein kann.
7. a) Warum bekommen Säuglinge während des 1. Lebensjahres Vitamin D?
   b) Überlegen Sie, warum Säuglinge und Kleinkinder, die aus sonnigen Ländern stammen, hier nach längerem Aufenthalt eventuell Anzeichen eines Vitamin-D-Mangels aufweisen.
8. Beurteilen Sie die geschilderten zwei Alternativen zur Beikosteinführung.
9. Welche Möglichkeit der Beikostzubereitung würden Sie in der Krippe wählen – die Verwendung von Gläschenkost oder von selbsthergestellter Beikost?
10. Dient die Zugabe von Kochsalz zur Babynahrung der Appetitanregung, oder ist sie gesundheitsschädlich?
11. Nehmen Sie zu folgender Aussage Stellung: Je früher ein Säugling mit Vollwertnahrung ernährt wird, desto besser ist dies für seine körperliche Entwicklung.

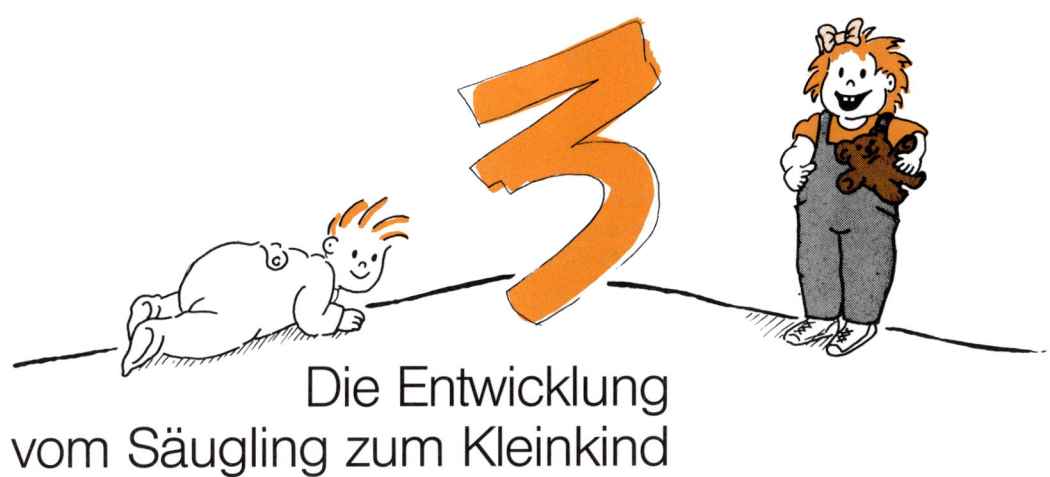

Die Entwicklung vom Säugling zum Kleinkind

Die entscheidenden Entwicklungsschritte des Kindes finden in den ersten Lebensjahren statt, denn neben dem schnellen körperlichen Wachstum vollziehen sich vor allem die Entwicklung des Gehirns und des zentralen Nervensystems in dieser Phase. Dabei vergrößert sich die Fähigkeit zur Aufnahme und Verarbeitung von Sinnesreizen sowie zur Koordination sehr schnell, so daß die Kinder wesentliche Elemente der Motorik (Bewegung), des Sehens und Hörens, der Sprache und der sozialen Leistungsfähigkeit in diesem Zeitraum ausbilden. Beeinflußt wird die gesamte Entwicklung neben den vorhandenen Erbanlagen vor allem durch äußere Einflüsse, denn jedes Kind lernt, indem es versucht, seine Umwelt kennenzulernen und zu begreifen. Infolgedessen können die Lernprozesse durch eine anregend gestaltete Umwelt erheblich verbessert, durch fehlende Lernmöglichkeiten aber auch wesentlich verschlechtert werden.

3.1   Einfluß von Eltern und Erziehern auf die Entwicklung

Gerade in den ersten Lebensjahren ist das Kind besonders auf die Förderung durch seine Eltern bzw. Erzieher angewiesen, denn durch sie werden die Lernprozesse dieser Entwicklungsphase am meisten geprägt.
Grundlage für eine positive Entfaltung ist eine enge, liebevolle Beziehung zur Familie, die dem Kind ein Gefühl der Geborgenheit gibt und dadurch das Selbstvertrauen fördert. Auf dieser Basis ist es z. B. in der Lage, seine ständigen Bemühungen um Fortschritte fortzusetzen, selbst wenn die ersten Versuche nicht sofort gelingen. Eine wesentliche Motivation geht dabei auch von Lob und Freude aus, die die Eltern/Erzieher über jede neuerworbene Fähigkeit zum Ausdruck bringen.

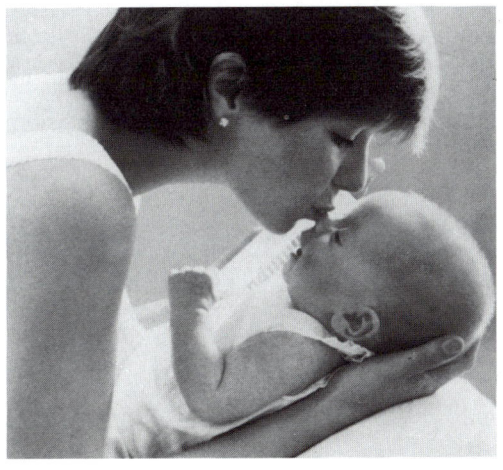

Da sich das Kind in diesem Alter vor allem spielend mit seiner Umwelt auseinandersetzt, sollte die Förderung auch in erster Linie im Spiel erfolgen.

Es hat sich gezeigt, daß besonders diejenigen Kinder geistig und seelisch gut entwickelt sind, deren Mütter bereits dem Säugling viele spielerische Erfahrungen vermittelten. Daraus ergibt sich die Forderung, nicht nur mit den besonders lebhaften, häufig wachen Babys zu spielen, sondern sich auch denjenigen, die viel schlafen, in den kurzen wachen Phasen möglichst intensiv zu widmen.

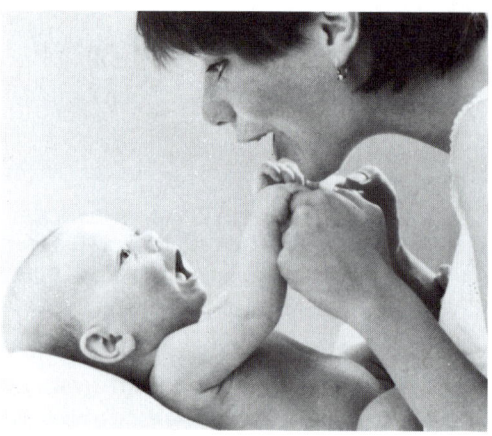

Unter einer sinnvollen spielerischen Förderung ist nicht zu verstehen, daß Eltern/Erzieher dem Kind ständig etwas „vorspielen", sondern auf diese Weise sollen nur Anregungen gegeben werden. Danach muß das Kind aber die Möglichkeit zum Nachahmen und zum eigenen Gestalten erhalten, denn nur im eigenständigen Spiel kann es seine Selbständigkeit entwickeln. Viele Kinder zeigen beim Spielen einen großen Bewegungsdrang und sind nicht in der Lage, sich längere Zeit z. B. ruhig sitzend zu beschäftigen. Diese Aktivität ist wichtig für die körperliche Entwicklung, da Bewegung das Wachstum anregt, und sollte deshalb nicht ständig

gebremst werden. Aus diesem Grund ist es ebenfalls wesentlich, dem Kind ausreichend Bewegungsraum, z. B. durch Spielen im Freien, zu schaffen.

Bisher wurde ausschließlich dargestellt, inwieweit Eltern bzw. Erzieher durch Förderung die Entwicklung der Kinder positiv beeinflussen können.

Es muß jedoch noch herausgestellt werden, daß durch falschen Ehrgeiz die Entwicklung der Kinder auch gehemmt werden kann, indem sie durch zu hohe, meist nicht altersgemäße Anforderungen überfordert werden. Eine derartige Überforderung führt zu Mißerfolgen, die die Bemühungen des Kindes um weitere Fortschritte vermindern können.

Eine Überforderung im motorischen Bereich beispielsweise durch zu frühes Hinsetzen oder Laufenlernen kann darüber hinaus zur Entstehung von Haltungsschwächen führen.

Zusammenfassend liegt also die Aufgabe der Eltern und Erzieher vor allem darin, Fortschritte des Kindes aufmerksam zu beobachten und durch spielerische Anregungen dessen jeweiliges Übungsziel zu unterstützen.

Für die Entwicklung von Heimkindern spielt neben den oben beschriebenen Möglichkeiten der Förderung die häufige und liebevolle Zuwendung durch die Erzieher eine besondere Rolle, da durch die Trennung von den Eltern bzw. das Fehlen von entsprechenden Bezugspersonen die Gesamtentwicklung sonst erheblich gestört werden kann.

Solche Entwicklungsstörungen werden als **Hospitalismus** bezeichnet und sind häufig gekennzeichnet durch Rückstände in der motorischen und geistigen Entwicklung sowie im emotionalen und sozialen Verhalten.

Deshalb sollten Säuglinge und Kleinkinder im Heim möglichst nur von wenigen, immer denselben Erziehern betreut werden, die sich auch neben der normalen Versorgung intensiv mit dem Kind beschäftigen und sich ihm dabei liebevoll und zärtlich zuwenden.

3.2 Bedeutung und Auswahl von angemessenem Spielzeug

Die Beschäftigung mit Spielzeug ist neben dem Spielen mit den Eltern und anderen Betreuern zur Förderung der kindlichen Entwicklung geeignet, sofern es dem Alter angemessen ist. Dagegen können ein verfrühtes oder auch ein übermäßiges Spielzeugangebot genau wie übermäßiger Ehrgeiz der Eltern eine Überforderung bewirken. Deshalb sollte ein Kind immer nur solche Spielsachen bekommen, die ihm neben seinem Lieblingsspielzeug neue Anregungen bieten und die es beim Erwerb neuer Lernfortschritte als Lernmöglichkeit nutzen kann.

Ist zuviel Spielzeug vorhanden, kann z. B. durch gezieltes Weglegen und Austauschen bestimmter Sachen das Interesse des Kindes immer wieder neu geweckt werden.

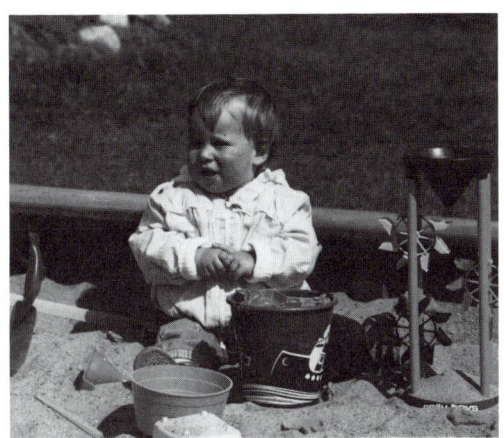

Für die Auswahl von Spielzeug ist das Beachten der folgenden Punkte wichtig:

1. Sicherheit
Spielzeug sollte stabil und haltbar sein und keine scharfen Kanten und Ecken haben, an denen eine ernsthafte Verletzung möglich ist. Es dürfen besonders bei Babyspielzeug keine kleinen Teile oder Verzierungen angebracht sein, die abgedreht oder abgebissen und dann verschluckt werden können.
Die Farben müssen ungiftig, speichelecht und abwaschbar sein.

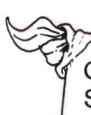

Gutes Spielzeug ersetzt jedoch nicht das Spiel mit den Eltern bzw. Erziehern!

2. Spielmöglichkeiten
Spielzeug sollte möglichst vielseitige Spielmöglichkeiten bieten, um die Phantasie zu fördern und Experimentierfreude und Wißbegier des Kindes zu befriedigen. Diese Anforderungen kann es in der Regel nur erfüllen, wenn es sich nicht um perfekte, automatisch funktionierende Spielgeräte handelt.
Besondere Anregungen z. B. zum Nachspielen von Erlebnissen oder für Rollenspiele erhält das Kind durch Spielzeug, das bekannte Gegenstände aus seiner Umgebung darstellt.

3. Eignung des Spielzeugs für verschiedene Altersstufen
Bis zum 3. Monat
Die Säuglinge erfahren ihre Umwelt in erster Linie über den Hautkontakt und mögen deshalb warme weiche Gegenstände. Zum Anregen der Wahrnehmung ist darüber hinaus Spielzeug zum Sehen und Horchen sinnvoll.
Beispiele: Flache, weiche und waschbare Stofftiere aus Frottee, Mobiles, Spieluhren, Luftballons.

Ab 3. Monat
Das Baby beginnt jetzt auch mit den Händen und mit dem Mund seine Umwelt zu entdecken, so daß Spielzeug leicht und für die kleine Hand gut greifbar sein sollte. Anregend für die Entwicklung des Tastsinns sind Gegenstände mit verschiedenen Formen und aus unterschiedlichem Material. Beispiele: Greifspielzeug, Beißring, Rassel, Gummitiere, Kinderwagenkette.

Ab 6. Monat
In diesem Alter sind die Babys bereits viel geschickter beim Greifen. Sie begnügen sich nicht mehr mit dem Klappern einer Rassel, sondern benötigen Spielzeug, das ihre Entdeckerfreude befriedigt. Jetzt ist auch der Zeitpunkt für ein einfaches Schmusetier gekommen, das nicht zu groß sein darf, weil es überall hin mitgenommen werden muß.

Beispiele: Weiches waschbares Stofftier (Puppe) aus kurzhaarigem Plüsch oder Frottee, Schwimmtiere für die Badewanne, Stapelbecher.

Ab 10. Monat

Das Kind kann jetzt krabbeln und benötigt Spielzeug, das zur Bewegung anregt. Es sitzt allein und ist somit in der Lage, die dadurch freigewordenen Hände verstärkt einzusetzen.
Beispiele: Weicher Stoffball, Schiebeauto, Würfel, Schachteln.

Ab 12. Monat

Die Kinder werden immer geschickter, ihre Wißbegier und Experimentierfreude nimmt zu, und sie beginnen zu laufen.
Beispiele: Weitere Bauklötze, ein großes Fahrzeug zum Draufsetzen, Holzeisenbahn mit einfacher Kupplung, Filzstifte (mit wasserlöslichen und ungiftigen Farben), einfaches Holzpuzzle, Spielzeug zum Nachahmen: Telefon, Handfeger, Geschirr, gute Bilderbücher, Klangspielzeug.

3.3   Körperliche Entwicklung

In den ersten beiden Lebensjahren verläuft das Wachstum des Kindes sehr schnell. So verdreifacht der Säugling sein Körpergewicht innerhalb des ersten Lebensjahres und seine Körpergröße nimmt etwa um die Hälfte zu. Ein zweijähriges Kind hat bereits die halbe Körpergröße eines Erwachsenen erreicht.

Auch das Gehirn entwickelt schon in den ersten sechs Monaten 50 % seiner Gesamtgröße und im 5. Lebensjahr ist es bis zu 90 % ausgereift. Aus diesem Grund kann mangelnde Anregung in diesem Entwicklungszeitraum die Reifung wichtiger Gehirnfunktionen hemmen.

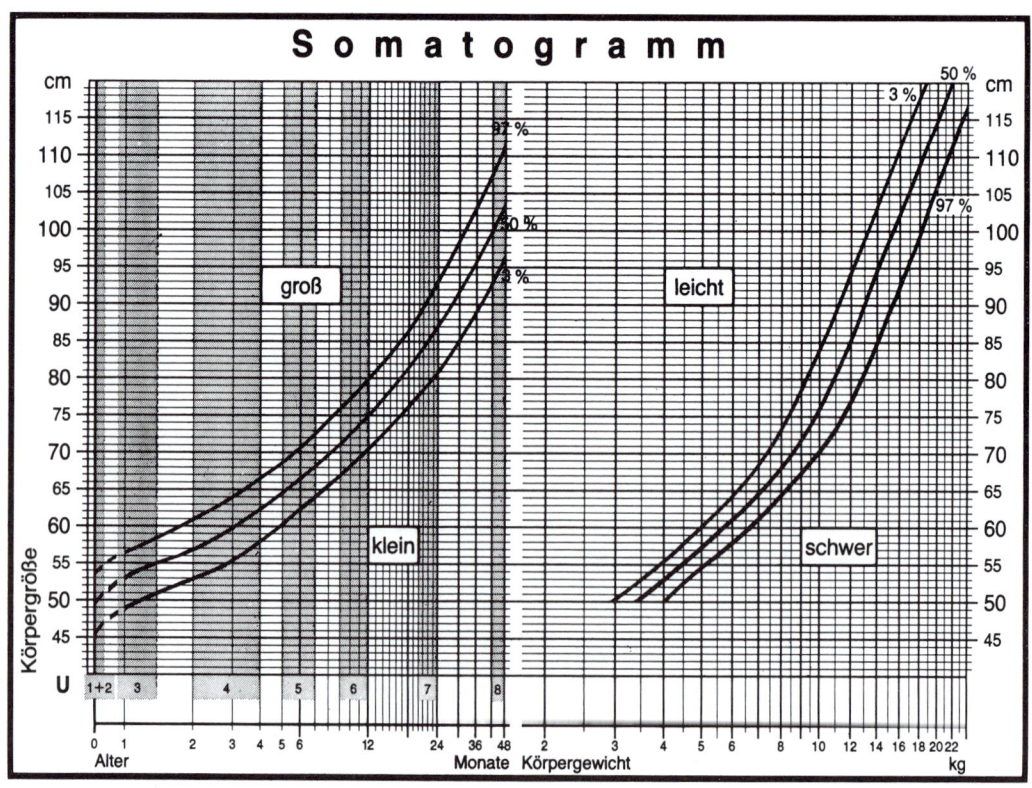

Prader u. Budlinger 1977; berechnet von Heinemann u. Weidtman

Das Skelett eines neugeborenen Kindes ist noch weich und unvollständig ausgebildet. Die schon während der Schwangerschaft beginnende Verknöcherung setzt sich jedoch ständig fort, so daß Kleinkinder mit ca. 12 Monaten ihr Körpergewicht bereits auf den Beinen tragen können. Die Schädelknochen haben anfangs noch abgerundete Ecken und lassen größere Lücken (die Fontanellen) frei, die sich in der Regel im Verlauf des 2. Lebensjahres schließen.

Der erste Zahn erscheint häufig zwischen dem 6. und 8. Monat, mit 20 Monaten sind meist alle Zähne bis auf die letzten vier Backenzähne vorhanden und bis zum 30. Monat ist das Milchgebiß normalerweise vollständig mit 20 Zähnen ausgebildet.

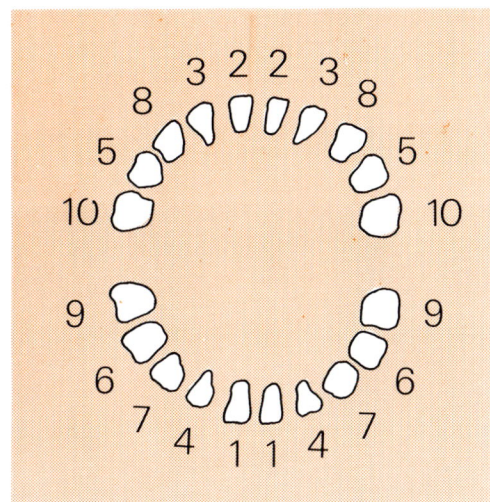

Reihenfolge des Zahndurchbruches beim Milchgebiß

3.4 Motorische Entwicklung

Unter motorischer Entwicklung versteht man die Entwicklung der Bewegung und der dazu erforderlichen Koordinationsfähigkeit (Zusammenwirken von Einzelbewegungen). Die einzelnen Entwicklungsschritte werden hierbei vor allem durch Übung erreicht, indem das Kind immer wieder bestimmte Bewegungen ausprobiert und dabei Bewegungserfahrungen sammelt. Aus diesem Grund werden die Fortschritte erheblich vermindert, wenn Babys viel Zeit in Geräten (z. B. Türhopser, Lauflernhilfen) verbringen, die die natürliche Bewegungsentfaltung hemmen. Andererseits kann das Üben durch gezielte Anreize unterstützt und damit die motorische Entwicklung gefördert werden. In der Regel besitzt jedes gesunde Baby ausreichend Bewegungsdrang, um durch Strampeln mit seinen Armen und Beinen die Muskeln zu kräftigen und den Kreislauf und Stoffwechsel anzuregen. Eine tägliche Gymnastik kann diese Bewegungen und das Bewegungslernen aber unterstützen, und gleichzeitig erfährt das Baby dabei körperlichen Kontakt und Zuwendung. Eine genauere Darstellung der Säuglingsgymnastik übersteigt den Rahmen dieses Buches, kann aber in entsprechenden Abhandlungen nachgelesen werden (z. B. in: Das Baby, Hrsg. Bundeszentrale für gesundheitliche Aufklärung, Köln).

Besonders in den ersten beiden Lebensjahren sind die motorischen Fortschritte eng mit der geistigen Entwicklung gekoppelt, weil durch die Bewegung das Tätigkeitsfeld des Kindes erweitert wird, so daß eine immer intensivere Auseinandersetzung mit der Umwelt erfolgen kann.

3.4.1 Das Handling

Unter Handling versteht man die Art und Weise, in der die Eltern oder Erzieher bei der täglichen Versorgung mit dem Kind umgehen. Bei dieser Handhabung des Kindes werden seine Bewegungsmuster beeinflußt, so daß durch richtige Handgriffe die motorische Entwicklung gefördert bzw. Abweichungen von der normalen Entwicklung positiv beeinflußt werden können. Bei motorischen Entwicklungsstörungen oder Behinderungen ist natürlich ein gezieltes Handling entscheidend, das mit dem Arzt besprochen wird.
Eine ausführliche Behandlung dieser Thematik führt an dieser Stelle zu weit, es sollen jedoch einige Anregungen für richtige Handhabung gegeben werden.

Grundsätzlich ist es wichtig, daß alle Vorgänge beidseitig ausgeführt werden, um einseitige Bewegungsentwicklungen zu verhindern.

Hochnehmen des Kindes aus der Rückenlage

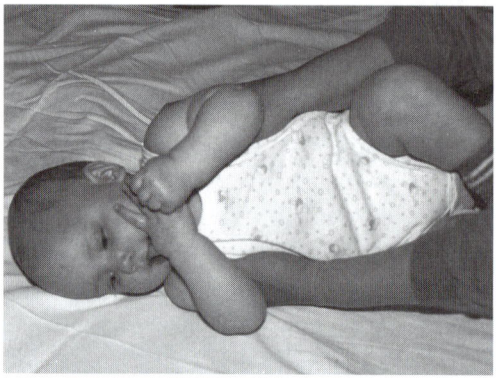

Die Hände greifen um beide Schultern des Kindes und führen die Arme nach vorn.

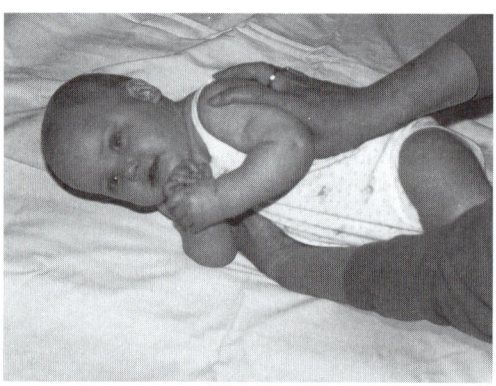

Dann wird das Kind über die Seite hochgenommen.

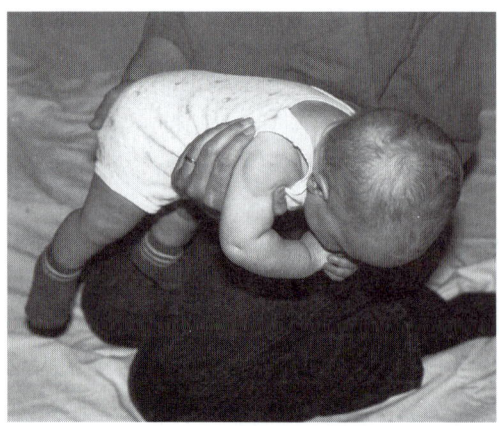

Hinlegen des Kindes.

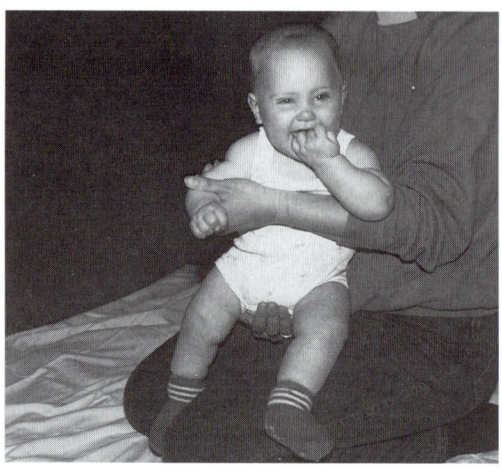

Aus der Tragehaltung wird der innere Arm des Kindes nach vorn geholt. Die andere Hand unterstützt am Gesäß.

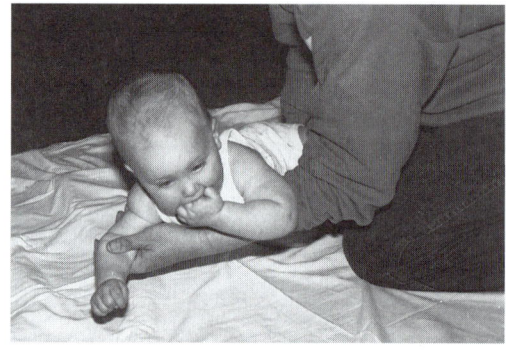

Mit hochgeführtem Arm wird das Kind auf die Seite gelegt. Jetzt kann man es in die gewünschte Lage auf den Bauch oder den Rücken rollen lassen.

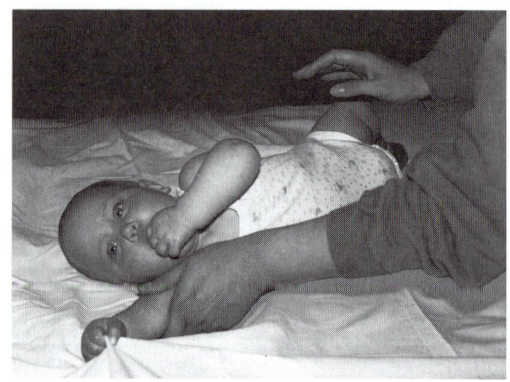

Wickeln des Kindes

Zum Wickeln sollten die Beine nicht über-
streckt an den Füßen hochgehalten werden,
sondern durch den Griff am gegenüberliegen-
den Oberschenkel.

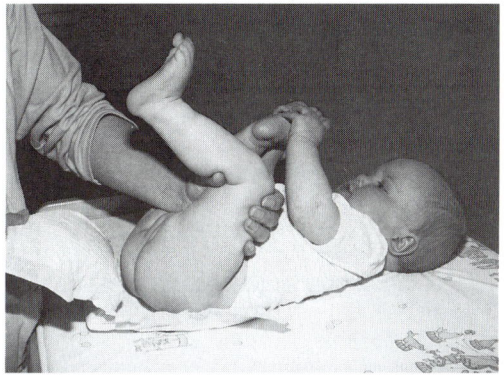

**Verschiedene Möglichkeiten zum Tragen
des Kindes**

Größere Kinder können auf der Hüfte sitzend
getragen werden. Dabei unterstützt eine Hand
am Gesäß.
Auf diese Weise ist auch die für die Ausbildung
der Hüfte wichtige Spreizung der Beine gewährleistet. Zum Tragen kleinerer Kinder gibt
es verschiedene Möglichkeiten, z. B.:

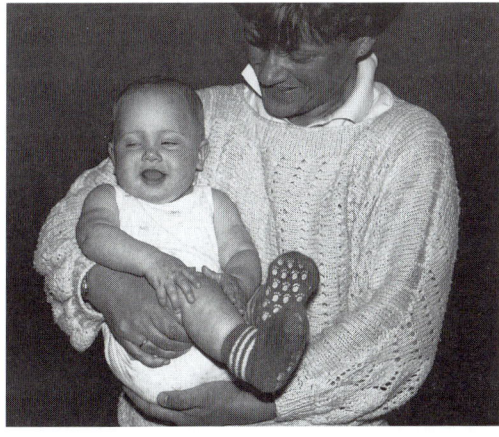

Eine Hand greift unter der Schulter hindurch
den Oberschenkel, die andere hält das Gesäß
des Kindes.
Der Säugling hat die Arme vorn und übt die
Kopfkontrolle.

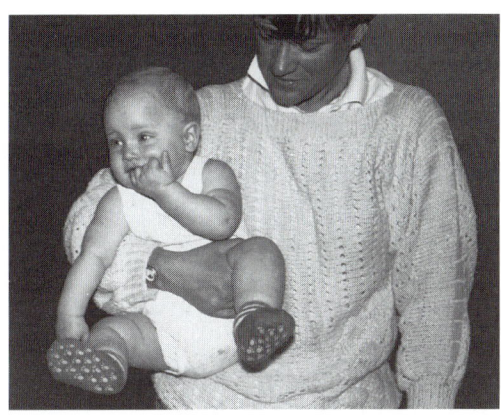

Bei dieser Haltung hat man eine Hand frei für
kleinere Tätigkeiten.

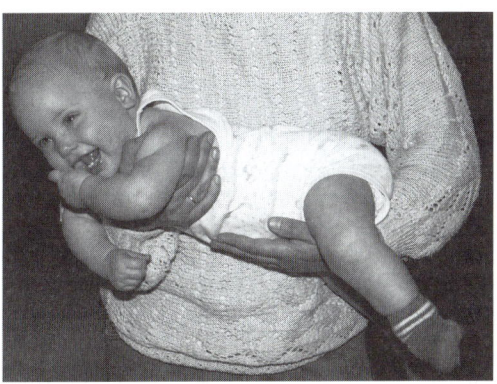

Eine Hand hält das Baby am Bauch, die andere unterstützt an der Schulter und hält die Arme
des Kindes vorn.
In dieser Haltung übt das Kind, den Kopf zu
heben.
Sie wird vielfach bei Blähungen als angenehm
empfunden.

3.4.2 Lernschritte der Bewegungsentwicklung

Das Neugeborene hat zwar bereits etwas Muskelkraft, aber seine Bewegungen erfolgen
unkoordiniert und ziellos. In den ersten Lebenswochen lernt es jedoch, die Muskeltätigkeit
soweit zu steuern, daß es seinen Kopf für kurze
Zeit anheben und damit sein Blickfeld erweitern
kann.

Das gelingt ihm durch zunehmende Bewegungskoordination und Muskelkraft immer länger, und einen recht guten Überblick erhält es, wenn es sich mit ca. 4 Monaten auf die Unterarme und später dann etwa im 6. Monat durch weitere Kräftigung der Nacken-, Rücken- und Armmuskulatur auf die gestreckten Arme stützen kann.

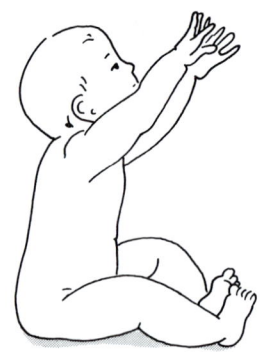

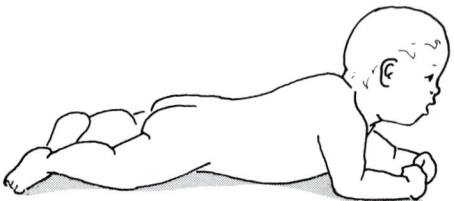

Einfluß auf diese Entwicklung können Eltern und Erzieher nehmen, indem sie durch das Aufhängen bunter beweglicher Dinge und das Einbeziehen in das tägliche Leben dem Säugling Anreize bieten, seine Umgebung zu betrachten. Mit ca. 7 Monaten beginnt das Baby aufgrund zunehmender Bewegungskontrolle, sich fortzubewegen. Die erste aktive Veränderung der Körperlage erfolgt durch das Drehen vom Rücken auf den Bauch, während der Wechsel von der Bauch- in die Rückenlage mehr oder weniger ein Umkippen ist.
Etwa im 9. Monat fängt der Säugling dann an zu robben und mit ca. 10 Monaten entwickelt sich das Krabbeln. Diese Bewegungen sind zuerst noch unsicher, werden aber durch häufiges Üben schnell kontrollierter. Sie ermöglichen dem Baby eine deutliche Vergrößerung seiner Reichweite, es wird unabhängiger von anderen Personen, und viele Gegenstände sind jetzt seinem Erforschungsdrang ausgesetzt.

des Kindes ist es zwangsläufig, auch an höher gelegene Gegenstände zu gelangen, und infolge zunehmender Muskelkraft zieht es sich bald an Möbeln hoch und geht an ihnen entlang. Für das freie Laufen ist allerdings sehr viel Gleichgewichtsgefühl und Koordinationsfähigkeit von Nöten, so daß der Weg dorthin mit vielen Mißerfolgen durch Stürze verbunden ist. Bei der Überwindung dieser Schwierigkeiten helfen vor allem Lob und Zuspruch durch Eltern und Erzieher. Mit 12 bis 15 Monaten können die meisten Kinder schließlich doch allein laufen und ihrem Forschungsdrang sind kaum noch Grenzen gesetzt. Sie gehen bald selbständig in andere Zimmer, klettern auf Treppen und Stühle und gehen auch draußen schon einmal auf Entdeckungsreise.

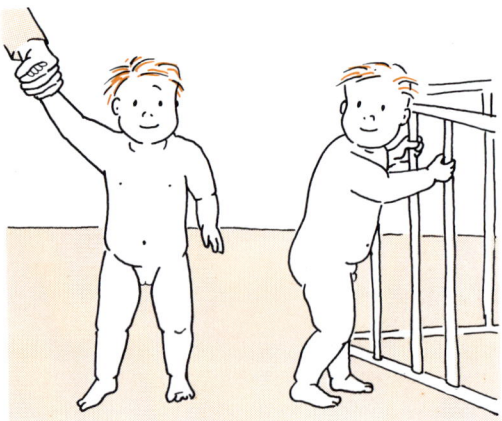

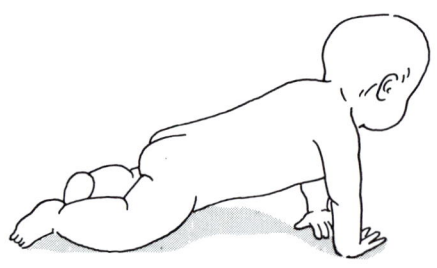

Da sich in diesem Zeitraum auch das freie Sitzen entwickelt, hat der Säugling jetzt auch beide Hände für gezielte Handbewegungen frei, so daß er auch auf diese Weise seine Neugier und Wißbegierde befriedigen kann. Das nächste Ziel

Grundsätzlich kann die Neugier des Kindes ausgenutzt werden, um immer wieder neue Anreize zur Fortbewegung zu bieten, indem man interessante Dinge etwas außerhalb seiner Reichweite legt. Dabei ist es gleichgültig, ob es sich um das Üben des Robbens, Krabbelns oder Laufens handelt.

3.4.3   Entwicklung des Greifens

Die Entwicklung des Greifens kann erst mit ca. 3 Monaten beginnen, da dann der Greifreflex des Neugeborenen nicht mehr vorhanden ist. Bereits mit 4 Monaten ist die Koordinationsfähigkeit dann soweit ausgebildet, daß der Säugling mit seinen eigenen Händen spielen, sie in Richtung eines Gegenstandes führen und diesen schließlich auch festhalten kann. Zu diesem Zeitpunkt ist es sinnvoll, dem Kind immer wieder etwas in die Hand zu geben (z. B. eine Rassel), damit es die Möglichkeit zum Sammeln von Bewegungserfahrungen erhält.

Das 6 Monate alte Baby ist bereits wesentlich geschickter, kann gezielt und sicher greifen, festhalten und einfache Gegenstände untersuchen, die es dabei mit der ganzen Handfläche festhält.

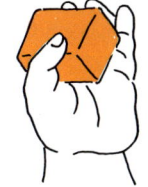
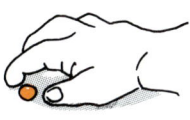

Jetzt sind auch die Koordinationsfähigkeit und Fingergeschicklichkeit soweit fortgeschritten, daß das Baby Gegenstände willkürlich loslassen und gezielt ablegen kann.

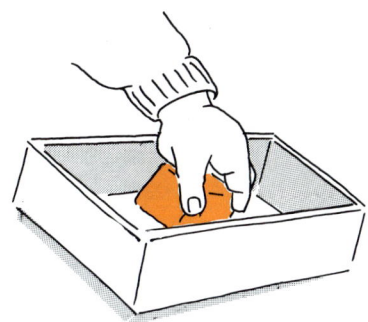

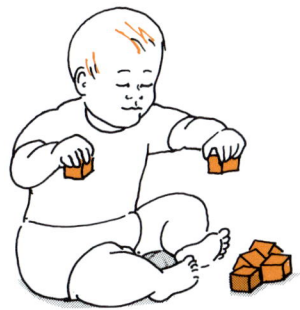

Erst später übt es die Verwendung des Daumens und kann mit ca. 12 Monaten mit dem sogenannten Zangengriff (einer Zange aus Daumen und Zeigefinger) selbst kleine Gegenstände ergreifen.

Dieses absichtliche Loslassen übt das Kind dadurch, daß es immer wieder Dinge z. B. vom Hochstuhl hinunter wirft.

Das Kleinkind wird im Verlauf des 2. Lebensjahres immer geschickter, baut Türme aus Bausteinen, und beginnt, Gegenstände auseinanderzubauen und zu untersuchen. Auf diese Weise gewinnt es ständig Einsichten in neue Zusammenhänge und kann aufgrund dessen immer sinnvoller handeln.

3.5   Entwicklung des Sehens und Hörens

Die Sinneswahrnehmungen haben eine große Bedeutung für die Entwicklung theoretischer Denkvorgänge, denn das Kind erhält auf diese Weise viele Informationen aus seiner Umgebung und lernt, Zusammenhänge zwischen seinen Beobachtungen herzustellen.

3.5.1   Entwicklung des Sehens

Das Neugeborene unterscheidet hell und dunkel und reagiert somit auf Licht (z. B. durch Drehen des Kopfes); das eigentliche Sehen muß jedoch erst erlernt werden. Zum Üben der Grundformen gehört, daß der Säugling in den ersten Lebenswochen versucht, bestimmte Ziele zu fixieren und ihnen dann auch mit den Augen zu folgen.

In dieser Zeit geschieht es häufig, daß das Kind kurzzeitig schielt. Das ist kein Grund zur Sorge, denn durch ständiges Üben werden die Augenmuskeln gekräftigt, so daß sich die Augen mit 3 bis 4 Monaten weitgehend parallel bewegen.

In diesem Zeitraum beginnt auch die Entwicklung des beidäugigen Sehens.

Das genaue Zusammenspiel beider Augen ist aber erst später vollständig ausgebildet. Bis ca. zum 6. Lebensmonat können flüchtige Fehlstellungen weiterhin auftreten.

Um dem Baby Anregungen zum Üben dieser Sehvorgänge zu geben, sollte es in seiner Nähe immer etwas Buntes und Bewegliches zum Ansehen haben. Gleichzeitig mit dieser Schulung des Auges nimmt der Säugling immer mehr von seiner Umwelt wahr, macht also sehend Erfahrungen und lernt dabei, einfache Zusammenhänge herzustellen. So kann das Baby im 2. Monat Umrisse von Gesichtern und große Muster erkennen, im Verlauf des 3. Monats beginnt es, Gegenstände und Personen genauer zu betrachten und zwischen dem 3. und 6. Monat entwickelt es die Fähigkeit, Gesichter und Dinge zu unterscheiden und wiederzuerkennen. Dies wird als Ursache für das mit ca. 8 Monaten beginnende Fremdeln angesehen.

Das Baby lernt jetzt auch, Entfernungen abzuschätzen und sich räumlich zu orientieren, so daß es mit ca. einem Dreivierteljahr beispielsweise Gegenstände auch ineinander stecken kann. Beim einjährigen Kind schließlich sind aufgrund seiner optischen Erfahrungen die Fähigkeiten des Wiedererkennens und des Vorstellungsvermögens soweit ausgebildet, daß es auch Dinge auf Abbildungen zu unterscheiden vermag.

3.5.2 Entwicklung des Hörens

Neugeborene können bereits Geräusche verschiedener Lautstärke hören und versuchen schon in den ersten Lebenswochen, diese einer Ursache zuzuordnen. Voraussetzung dafür ist jedoch, daß sie die Richtung bestimmen können, aus der das Geräusch kommt und außerdem in der Lage sind, den Kopf zur Schallquelle zu drehen. Dies gelingt ihnen zunächst nur, wenn sich die Schallquelle in ihrem Blickfeld befindet.

In den folgenden Monaten lernt das Baby nun, Geräusche genauer zu unterscheiden. Diese Schulung des Gehörs kann dadurch unterstützt werden, daß dem Kind immer wieder möglichst viele verschiedene Geräusche vorgeführt werden (z. B. Spieluhr, Rassel). Nicht geeignet sind jedoch monotone Geräuschkulissen, wie z. B. ein ständig eingeschaltetes Radio, weil auf diese Weise das aufmerksame Zuhören nicht angeregt wird.

In diesem Zeitraum hat der Säugling noch keinerlei Sprachverständnis, er kann also den Sinn gesprochener Worte nicht verstehen. Mit etwa 6 Monaten ist er jedoch in der Lage, allein anhand des Tonfalles strenge oder liebevolle Ansprache seiner Mutter auseinanderzuhalten.

Erste Wortbedeutungen versteht das Baby mit 8 bis 9 Monaten, meistens handelt es sich dabei um die Worte „Mama" und „Papa". Danach lernt es recht schnell, Bezeichnungen für Dinge aus seiner Umgebung zu verstehen.

Im Verlauf des zweiten Lebensjahres beginnt das Kleinkind, einfache Aufforderungen und Verbote zu befolgen.

Eltern und Erzieher können das Erlernen von Wortbedeutungen unterstützen, indem sie ihre Worte zunächst durch Gesten verdeutlichen.

3.6 Entwicklung der Sprache

Die Sprache des Kindes entfaltet sich beim Sprechkontakt mit Erwachsenen und wird deshalb besonders häufig von der Mutter beeinflußt. Fehlt diese sprachliche Zuwendung, weil sich kaum jemand mit dem Kind beschäftigt, so bleibt es in seiner Sprachentwicklung zurück. Das wiederum kann eine gestörte geistige Entwicklung nach sich ziehen, da diese durch die Sprachentwicklung beeinflußt wird, denn alle Denkvorgänge beruhen auf Sprache.

Dennoch muß nicht jedes verspätete Sprechenlernen auf eine verzögerte geistige Entwicklung hinweisen, vorsichtshalber sollten solche Fälle aber mit dem Arzt besprochen werden. Ernsthafte Sprachstörungen können zum Beispiel durch Störungen des Gehörs, des Gehirns, aber auch durch fehlende Geborgenheit, beispielsweise hervorgerufen durch ständigen Wechsel der Bezugspersonen, entstehen.

Um das Sprechenlernen des Kindes zu unterstützen, sollten Eltern und Erzieher niemals Worte der Babysprache oder besondere Verniedlichungen in ihren Wortschatz aufnehmen, sondern den Kindern immer nur richtige Worte möglichst deutlich vorsprechen.

Darüber hinaus ist es wichtig, bereits mit dem jungen Säugling viel zu reden, denn die Sprachentwicklung beginnt schon in den ersten Lebensmonaten und wird durch Anregungen zum Nachahmen gefördert. Babys dieses Alters können zwar noch nicht sprechen, sie geben aber Laute von sich, mit denen Gefühle und Bedürfnisse zum Ausdruck gebracht werden.

So macht das Neugeborene zunächst durch Schreien deutlich, daß es hungrig ist oder sich nicht gut fühlt. Doch nach einigen Wochen kann es bereits quietschen und auch schon Vokal- und Kehllaute äußern. Im 3. und 4. Monat werden dann beim spielerischen, meist noch unbewußten Lallen erste Silbenketten geübt und das Baby drückt jetzt seine Freude durch Lachen, Kichern und begeistertes Jauchzen aus. 2 bis 3 Monate später beginnt das Kind zu plappern. Dabei werden rhythmische Silbenketten ausprobiert, wobei der Säugling versucht, gehörte Klänge nachzuahmen, auch wenn er den Sinn noch nicht versteht.

Mit ca. 9 Monaten hört man das Kind dann Doppelsilben bilden. Kurz darauf ist es bestrebt, immer weitere Silben auszuprobieren, und mit etwa einem Jahr spricht es erste sinnvolle Wortgebilde, wobei bestimmte Gegenstände oder Personen immer der gleichen Lautverbindung zugeordnet werden. Dabei handelt es sich häufig um eigene Worterfindungen.

Die meisten Worte des Kindes drücken in diesem Alter als Einwortsatz einen Wunsch aus, doch im Verlauf des 2. Lebensjahres entstehen daraus Zweiwortsätze und gegen Ende auch Dreiwortsätze. Dabei ist es völlig normal, wenn für nicht beherrschte Konsonanten Ersatzlaute verwendet werden.

3.7   Entwicklung des Sozialverhaltens

Unter Sozialverhalten versteht man die Fähigkeit, Kontakt mit Mitmenschen aufzunehmen, Rücksichtnahme zu üben und sich in eine Gemeinschaft einzugliedern.

Voraussetzung für dieses Verhalten ist, daß das Kind über genügend Sicherheit und Selbständigkeit verfügt, um sich von den Eltern zu lösen und dann in Kontakt zu anderen zu treten.

Die Entwicklung dieser Sicherheit beginnt bereits in den ersten Lebenswochen. Deshalb ist es schon zu diesem Zeitpunkt wichtig, dem Baby möglichst viele angenehme Erfahrungen zu vermitteln, um eine positive Grundeinstellung zu erreichen. Dazu gehört zunächst, daß Eltern dem Kind ein Gefühl der Geborgenheit geben, indem seine Bedürfnisse nach körperlicher Nähe, liebevoller Zuwendung und Nahrung erfüllt werden.

Ist auf diese Weise eine enge Beziehung zu den Eltern entstanden, wendet sich das Baby auch anderen Personen zu. Es freut sich nun über jedes Gesicht, das sich ihm nähert und bringt das mit einem Lächeln zum Ausdruck. Mit etwa einem halben Jahr vermag es dann, bekannte und unbekannte Gesichter zu unterscheiden und wird Unbekannten gegenüber skeptisch.

Diese Scheu vor Fremden steigert sich in den folgenden 2 Monaten zum sogenannten Fremdeln, das in der Regel mit 8 bis 9 Monaten besonders ausgeprägt ist, aber zur Entwicklung einer intensiven Zuneigung zu den Eltern und einer sinnvollen Distanz gegenüber Fremden führt.

In diesem Alter kommt dann im Zusammenhang mit dem zunehmenden Sprachverständnis in der Regel zunächst mit der Mutter eine Art „Gespräch" zustande, wobei das Baby versucht, die Laute der Mutter nachzuahmen.

Das einjährige Kind ist schließlich in der Lage, durch „Ansprache" und auffälliges Verhalten die Aufmerksamkeit auf sich zu ziehen, es lehnt aber auch unerwünschte Kontakte ab.

Durch zunehmende Selbständigkeit, z. B. beim Essen und Trinken, kann sich das Kind im Verlauf des zweiten Lebensjahres etwas von seinen Erziehern lösen. Damit ist der erste Schritt getan, um selbständig Kontakt zu anderen Kindern zu suchen und mit ihnen zu spielen. Dieses Spiel beschränkt sich in der Regel jedoch auf das Wegnehmen von Spielzeug, denn gemeinsames Spielen wird erst mit ca. 3 Jahren möglich.

3.8 Übersicht über wesentliche Entwicklungsschritte in den ersten beiden Lebensjahren Hinweise auf mögliche Entwicklungsstörungen

Obwohl die Entwicklung der Kinder individuell sehr unterschiedlich verläuft, gibt es eine Reihe wichtiger und prägnanter Merkmale, die richtungsweisend für eine gesunde Entwicklung sind. Doch auch hierbei kann es sich nur um Durchschnittswerte handeln, so daß durchaus Abweichungen möglich sind, die nicht unbedingt Anlaß zur Sorge sein müssen. Sie sollten aber auf jeden Fall mit dem Kinderarzt besprochen werden.

(Die folgenden Ausführungen sind angelehnt/ teilweise ergänzt an die Beschreibung der Entwicklungsstufen in: „Das Baby", Hrsg. Bundeszentrale für gesundheitliche Aufklärung, Köln).

Das Neugeborene
- Es versucht, in der Bauchlage den Kopf kurz anzuheben und ihn auf die andere Seite zu legen.
- Seine Arme und Beine sind gebeugt, die Knie angezogen.
- Die Hände sind zur Faust geschlossen.
- Mehrere angeborene Reflexe sind deutlich zu erkennen:

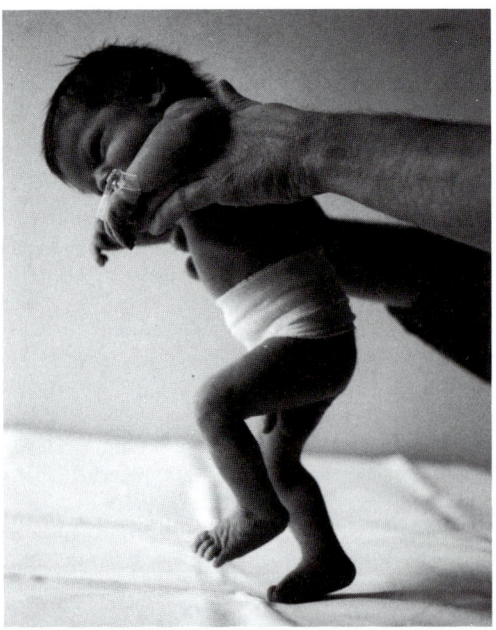

a) Auf die Füße „gestellt", macht das Neugeborene Schreitbewegungen.
b) Die Schreckreaktion (z.B. bei lauten Geräuschen):
Es öffnet den Mund, streckt die Arme weit auseinander und spreizt die Finger. Danach wird der Mund wieder geschlossen und die Arme vor dem Körper zusammengeführt.
c) Die Hände zeigen bei Berührung der Handinnenflächen einen Greifreflex.

Ende des 1. Monats
- Der Säugling hebt in der Bauchlage den Kopf für mehrere Sekunden.
- Er fixiert einen bewegten Gegenstand und folgt ihm ein kleines Stück seitwärts mit den Augen.
- Die Arme und Beine werden gleichmäßig bewegt.
- Er reagiert auf verschiedene Klänge mit aufmerksamem Lauschen.
- Er betrachtet die Gesichter seiner Eltern.

Ein Hinweis auf Störungen könnten folgende Beobachtungen sein:
- Krämpfe,
- Trinkschwierigkeiten oder
- Schluckstörungen.
- Das Baby reagiert nicht auf einen Lichtreiz neben seinem Gesicht.

Ende des 2. Monats
- Der Säugling erwidert bereits das Lächeln der Eltern.

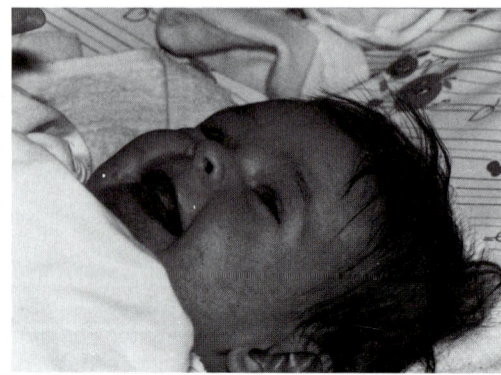

- Das Baby hebt in der Bauchlage den Kopf schon etwas länger um etwa 45 Grad.
- Auch im Sitzen kann der Kopf schon wenige Sekunden aufrecht gehalten werden.
- Der Säugling gibt außer dem Schreien auch bereits Kehl- und Vokallaute von sich.

Störungen können angezeigt werden, wenn:
- das Kind schrill oder kraftlos schreit,
- es den Kopf in der Bauchlage nicht anhebt.
- es auf den Ton einer Rassel nicht reagiert.

Ende des 3. Monats
- Das Baby kann den Kopf in der Bauchlage schon mindestens eine Minute kontrolliert halten.
- Im Sitzen wird der Kopf ca. 30 Sekunden aufrecht ausbalanciert.
- Bewegte Gegenstände werden mit den Augen jetzt bereits von einem Augenwinkel zum anderen verfolgt.

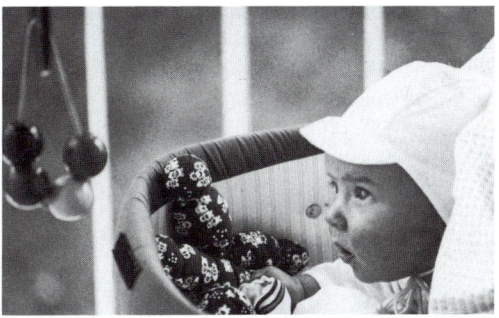

- Es lächelt spontan.
- Seine Hände sind häufig leicht geöffnet.
- Der Greifreflex verschwindet im Verlauf des 3. Monats.
- Eine Sprachentwicklungsstörung könnte vorliegen, wenn das Baby jetzt noch keine Laute von sich gibt.

Ende des 4. Monats

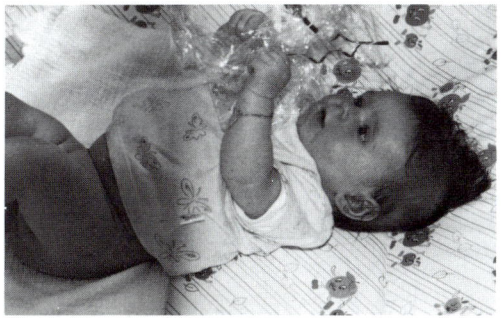

- Er hält angebotenes Spielzeug fest, betrachtet es und versucht, es in den Mund zu stekken.
- Der Säugling strampelt lebhaft.
- In der Bauchlage stützt er sich auf die Unterarme.

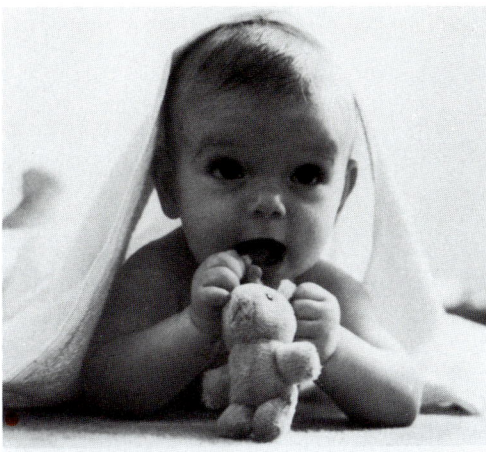

- Das Baby betrachtet seine Hände und führt sie mehr oder weniger zufällig zusammen.
- Es juchzt vor Freude und lacht stimmhaft, z. B. wenn sich ihm jemand zuwendet.

Der Kinderarzt sollte informiert werden, wenn das Baby jetzt:
- die Hände noch ständig zur Faust geschlossen hält,
- den Greifreflex weiterhin zeigt,
- beim Ansprechen nicht mit einem Lächeln reagiert,
- den Kopf in der Bauchlage nicht ca. eine Minute halten kann,
- im Sitzen den Kopf nicht aufrecht hält und
- Gegenstände nicht mit den Augen fixiert und verfolgt,
- nur wenige, unartikulierte Laute äußert.

Ende des 5. Monats
- Der Säugling kann auf dem Bauch schaukeln ohne sich abstützen zu müssen.
- Er hat eine sichere Kopfhaltung im Sitzen, auch wenn der Oberkörper vorsichtig zur Seite bewegt wird.
- Wird er hingestellt, treten keine Schreitbewegungen mehr auf, sondern er stemmt die Zehen gegen die Unterlage.
- Das Baby greift nach angebotenem Spielzeug mit der ganzen Handfläche und führt es zum Mund.

- Es wendet den Blick durch Drehen des Kopfes Geräuschquellen oder sprechenden Personen zu, die er vorher nicht sieht.

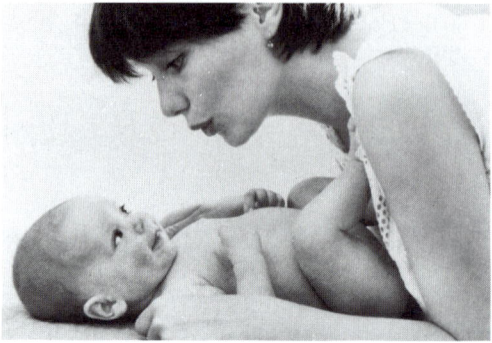

Wendet das Baby mehrfach hintereinander den Kopf nicht der Geräuschquelle zu, so könnte eine Hörstörung vorliegen.

Ende des 6. Monats
- Das Baby stützt sich in der Bauchlage mit geöffneten Händen auf die gestreckten Arme.
- Die Kopfhaltung wird im Sitzen in allen Positionen sicherer.
- Es schaut hinuntergefallenem Spielzeug nach.
- Der Säugling greift nach Spielzeug, das er in seiner Nähe entdeckt.
- Er plappert vor sich hin und bildet rhythmische Silbenketten.

Eine Störung kann vorliegen, wenn die Schreckreaktion auch Ende des 6. Monats weiterbesteht.

Ende des 7. Monats
- Das Baby greift in der Bauchlage mit einer Hand nach Spielzeug, während es sich mit der anderen schon kurze Zeit abstützt.
- Es spielt mit den Füßen und steckt sie häufig schon in den Mund.

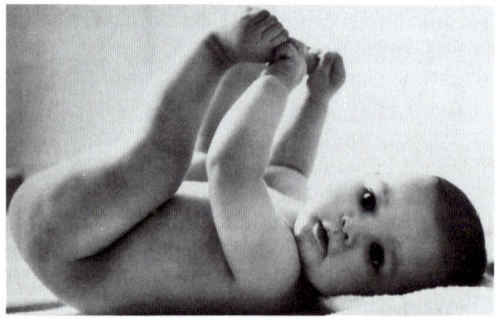

- Es kann sich aktiv vom Rücken auf den Bauch drehen.
- Es geht beim Hinstellen in die Hocke und drückt sich dann kräftig mit den Beinen ab.

Es ist erforderlich, den Kinderarzt auf die folgenden Beobachtungen hinzuweisen:
- Das Baby dreht sich nicht aktiv vom Rücken auf den Bauch.
- Es lacht nicht laut.
- Interesse für angebotenes Spielzeug ist nicht vorhanden.
- Es sucht seine Bezugsperson beim Versteckspiel nicht mit den Augen.
- Bei Veränderungen der Körperlage fehlt die Kopfkontrolle.
- Es stützt sich in der Bauchlage nicht auf die geöffneten Hände.
- Es greift nicht gezielt mit der ganzen Handfläche.
- Es schielt.

Ende des 8. Monats
- Das Baby versucht, Silbenketten zu bilden.
- Es steckt zum Erforschen alles in den Mund.
- Spielzeug wird in der Hand durch Drehen und Wenden geprüft.
- Hinuntergefallene Gegenstände werden wiedergeholt.
- Erste Fortbewegungsversuche, die meistens mit Rutschen rückwärts beginnen, werden unternommen.

Ende des 9. Monats
- Das Baby beginnt zu robben, zunächst rückwärts, dann vorwärts (robben: Fortbewegung mit Hilfe der Unterarme).
- Es versucht, allein Kekse o. ä. aus der Hand zu essen und aus der vorgehaltenen Tasse zu trinken.

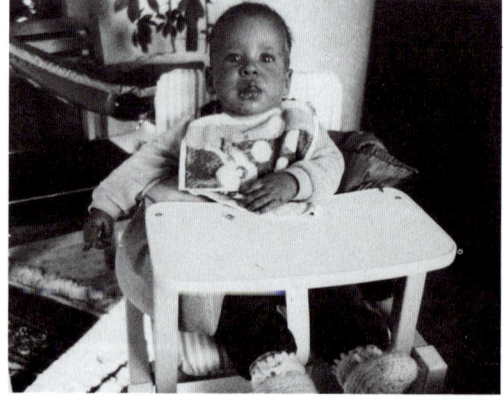

- Es sitzt in der Regel ca. eine Minute lang frei und kann sich dabei zur Seite abstützen.
- Beim Stehen belastet es jetzt die ganze Fußsohle und kann sich kurze Zeit aufrecht halten, wenn man es an den Händen festhält.
- Es läßt Gegenstände absichtlich fallen.
- Die räumliche Orientierung ist jetzt soweit ausgebildet, daß es außen und innen auseinanderhalten kann.
- Es kann gleichzeitig in jeder Hand einen Bauklotz halten.
- Gegenstände werden von einer Hand in die andere gewechselt.
- Es bildet Doppelsilben (z. B. dada) und imitiert Laute.

Ende des 10. Monats
- Das Kind schaukelt auf Händen und Knien ohne umzufallen.
- Es setzt sich selbständig hin und sitzt dann im Langsitz mit geradem Rücken und locker gestreckten Beinen.

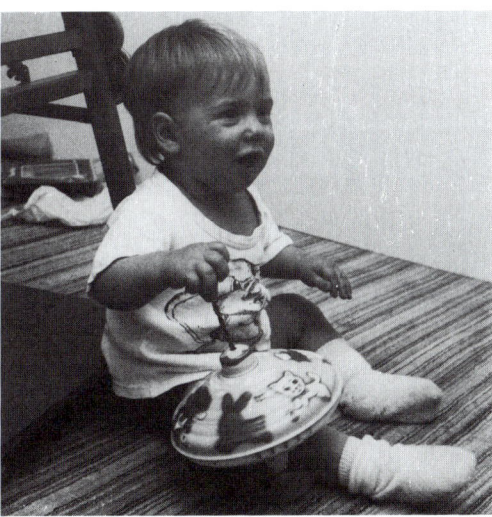

- An der Hand kann es sich vom Sitzen zum Stehen hochziehen.
- Das Baby greift mit Pinzettengriff (einer Pinzette aus Daumen und Zeigefinger).
- Es klopft Gegenstände aneinander und wirft sie immer wieder weg.
- Einzelheiten an Gegenständen wecken sein besonderes Interesse.

Ende des 11. Monats
- Hält man das Kind an beiden Händen, macht es erste vorsichtige Schritte.
- Es versteht Verbote.

- Das Kind krabbelt sicher.

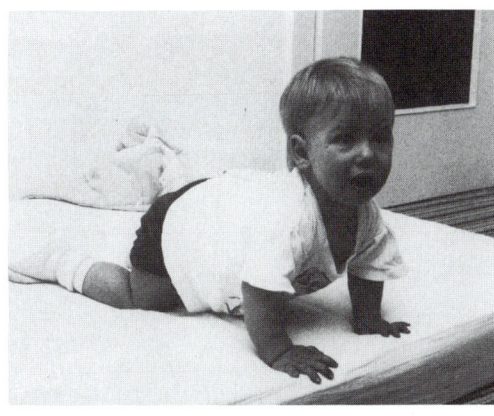

- Es versucht, sich selbständig an Möbeln zum Stand hochzuziehen.

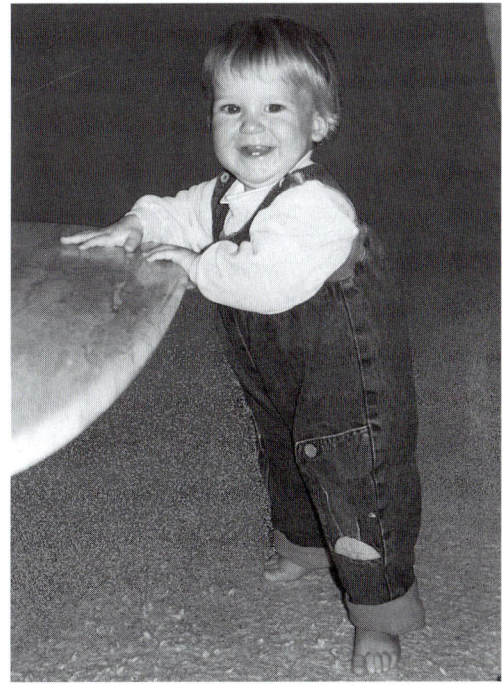

- Es findet Spielzeug wieder, das vor seinen Augen versteckt wurde.
- Es plappert ständig, auch mit sich selbst.

Ende des 12. Monats
- Das Kind greift mit Zangengriff.
- Es sagt „Mama" und „Papa", spricht damit aber auch noch andere Personen an.
- Viele Kinder befolgen einfache Aufforderungen.

● Die meisten Kinder können an einer Hand laufen, etwa die Hälfte läuft schon allein.

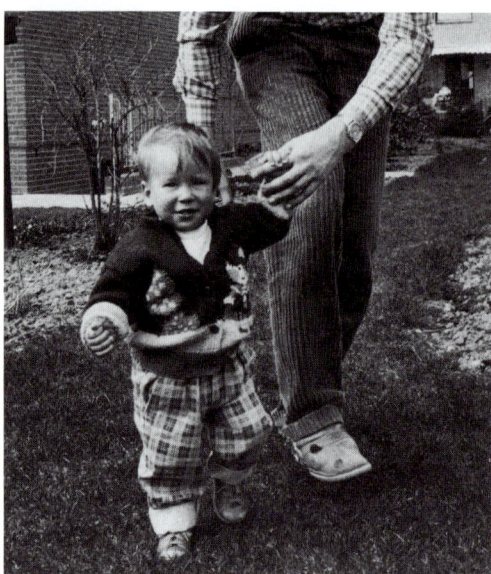

Der Kinderarzt sollte zu Rate gezogen werden, wenn das Kind mit einem Jahr:
● keine Silbenketten bildet,
● nicht mit Gegenständen spielt und Einzelheiten nicht genauer untersucht,
● den Kopf noch nicht einer Geräuschquelle seitlich hinter dem Kopf zuwendet,
● noch nicht krabbelt,
● nicht mit geradem Rücken und locker gestreckten Beinen sitzen kann,
● nicht mit Festhalten steht,
● einen aus kurzer Entfernung (2 m) zugerollten Ball häufig nicht sicher greifen kann,
● keine Wortbedeutungen versteht,
● Geflüstertes nicht hört.

Ende des 15. Monats
● Das Kleinkind betrachtet einfache Bilder.
● Es legt Gegenstände gezielt ab oder gibt sie den Eltern in die Hand.
● Dreiviertel aller Kinder können jetzt allein laufen. (Dabei ist breitbeiniges Laufen oder leichtes Drehen der Füße nach innen noch völlig normal.)

Genauere Hinweise auf mögliche Sprachstörungen kann man frühestens in diesem Alter erhalten, wenn das Kind keine Laute von sich gibt,
● aber einfache Aufforderungen befolgt (Artikulationsstörung)
● oder auch Aufforderungen nicht befolgt, weil das Sprachverständnis gestört ist.

Ende des 2. Lebensjahres
● Das Kleinkind klettert z. B. auf Stühle und ersteigt Treppen.
● Es zieht einige Kleidungsstücke selbständig aus.
● Im Haushalt kann es einfache Aufgaben erledigen.
● Es betrachtet Bilderbücher.
● Es kann Zwei- oder sogar Dreiwortsätze bilden.

Eine Störung kann vorliegen, wenn das Kind jetzt:
● noch keine Treppen mit Festhalten am Geländer steigt,
● keine Zweiwortsätze bildet,
● keine einfachen Aufforderungen befolgt,
● nicht mit Zangengriff greift,
● nicht allein geht,
● sich nicht frei in die Hocke setzen und wieder aufrichten kann.

3.9   Vorsorgeuntersuchungen

Für die gesunde Entwicklung des Kindes sind nach den Schwangerschaftsuntersuchungen weitere Vorsorgeuntersuchungen von Bedeutung, um Krankheiten und Schäden frühzeitig zu erkennen, die die körperliche und geistige Entwicklung ernsthaft gefährden können.
Durch **frühzeitige** Behandlung ist es möglich, viele Fehlentwicklungen zu beseitigen und die meisten Behinderungen soweit zu beheben, daß das Kind ein weitgehend normales Leben führen kann.
Das Vorsorgeprogramm erstreckt sich über die ersten vier Lebensjahre und ist in acht verschiedene Untersuchungen (U1 bis U8) aufgeteilt, die jeweils in einem bestimmten Alter innerhalb eines festgelegten Zeitraumes durchgeführt werden.

Die Kosten für alle Vorsorgeuntersuchungen werden von den gesetzlichen Krankenkassen getragen.

Die Eltern erhalten ein Untersuchungsheft, in dem der Arzt die Befunde jeder Vorsorgeuntersuchung notiert.

Die einzelnen **Vorsorgeuntersuchungen:**

U1 (sofort nach der Geburt)
Der Arzt oder die Hebamme prüfen die Lebensfähigkeit sowie den Reifegrad des Kindes und achten auf lebensgefährdende Fehlfunktionen.

U2 (3. bis 10. Lebenstag)
Diese Untersuchung wird häufig noch in der Klinik von einem Kinderarzt vorgenommen. Dabei werden neben der Überprüfung des Entwicklungsstandes die Gliedmaßen und Organe auf Fehlbildungen und Krankheiten untersucht. Darüber hinaus finden Tests zur Erkennung angeborener Stoffwechselstörungen statt.

U3 (4. bis 6. Lebenswoche)
Diese und die folgenden Untersuchungen führt der Kinderarzt in seiner Praxis durch. Bei der U3 wird untersucht, ob sich das Kind körperlich und geistig normal entwickelt. Die Funktion der inneren Organe, besonders des Herzens und

der Lunge, werden geprüft, und der Arzt stellt fest, ob Fehlbildungen z. B. des Hüftgelenks vorhanden sind.
Darüber hinaus wird die Ernährung des Säuglings mit den Eltern besprochen.

U4 (3. bis 4. Lebensmonat)
Neben der Untersuchung der Gesamtentwicklung und des körperlichen Zustandes wird das Verhalten des Säuglings untersucht. Der Arzt achtet auf das Vorhandensein von Bewegungsstörungen sowie auf Anzeichen einer Rachitis.

U5 (6. bis 7. Lebensmonat)
Der Arzt untersucht wiederum die allgemeine Entwicklung und die Funktion der Organe. Zusätzlich werden das Gehör und die Sehfähigkeit jetzt genauer getestet.
Seit kurzem wird in einigen Bundesländern eine Urinuntersuchung zur Früherkennung des Neuroblastoms (bösartiger Tumor, ausgehend vom Nervengewebe und der Nebenniere) im Säuglingsalter durchgeführt.

U6 (10. bis 12. Lebensmonat)
Neben den oben beschriebenen Untersuchungen des Gesamtzustandes werden besonders die Funktionen der Sinnesorgane, das Verhalten, die motorische Entwicklung und die Sprachentwicklung überprüft.

U7 (21. bis 24. Lebensmonat)
Der Arzt stellt fest, ob sich das Kind altersgemäß entwickelt und kontrolliert dabei die Sprachentwicklung und das Sprachverständnis. Auch der Gesundheitszustand wird geprüft.

U8 (43. bis 48. Monat)
Jetzt werden alle Organe des Kindes abschließend noch einmal genau untersucht und die altersgemäße Entwicklung überprüft. Zusätzlich wird die Sprachentwicklung kontrolliert, ein Sehtest durchgeführt und das Gehör getestet. Der Arzt achtet auch auf Verhaltensauffälligkeiten und Störungen in der motorischen Entwicklung.

U9 (60. bis 64. Monat)
Mit der U9 soll die Lücke zwischen der U8 und der Einschulungsuntersuchung überbrückt werden.

Neben einer Überprüfung aller Organe und der motorischen Entwicklung achtet der Arzt besonders auf Störungen, deren Erkennen bei den vorhergehenden Untersuchungen nur schwer möglich war.

So können das Sozialverhalten, das Gehör und die Sprachentwicklung genauer geprüft werden, da ein fünfjähriges Kind schon recht gut mitarbeitet.

Darüber hinaus werden mit einer Urinuntersuchung Nierenerkrankungen, Zuckerkrankheit und Infektionen der Harnwege erkannt.

Im Anschluß an dieses Vorsorgeprogramm sollte das Kind dem Arzt mindestens einmal im Jahr vorgestellt werden.

U10 (10 bis 13 Jahre)
Zu dieser neuesten Vorsorgeuntersuchung wird von den Kinderärzten geraten. Sie erfaßt neben der körperlichen Untersuchung z. B. Gespräche über Pubertät, Schule und Sexualität.

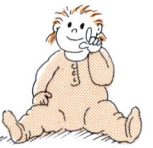

Aufgaben

1. Begründen Sie, weshalb sich Eltern bzw. Erzieher häufig mit einem Kleinkind beschäftigen sollten.

2. Stellen Sie dar, welche Möglichkeiten es für Eltern auch während der Hausarbeit gibt, sich einem einjährigen Kleinkind zu widmen.

3. Sie sollen Eltern beim Kauf von Spielzeug als Geschenk zum ersten Geburtstag beraten. Zur Auswahl stehen ein Holzlaster, der in große Einzelteile zerlegt werden kann, und eine bunte Nachziehente aus Plastik.
   a) Begründen Sie, welchen Rat Sie den Eltern geben würden.
   b) Nennen Sie die Punkte, die vor dem Kauf des ausgewählten Spielzeugs beachtet werden sollten.

4. Führen Sie aus, welche Bedeutung das Erlernen des Laufens für die geistige Entwicklung des Kindes hat.

5. Beschreiben Sie, wie die Umgebung eines Babybettes gestaltet werden könnte, um die Entwicklung des Sehens zu unterstützen.

6. Beschreiben Sie die Sprachentwicklung in den ersten 6 Lebensmonaten.

7. Stellen Sie dar, durch welche Verhaltensweisen Sie die Sprachentwicklung eines Kindes im ersten Lebensjahr fördern können.

8. Erklären Sie den Zusammenhang zwischen der Entwicklung des Sehens und dem „Fremdeln".

9. Nennen Sie die Bedeutung der Vorsorgeuntersuchungen für Säuglinge und Kleinkinder.

10. Ein von Ihnen betreutes Kleinkind ist in seiner Entwicklung deutlich hinter den in Kapitel 3.8 genannten Entwicklungsschritten zurück.
    Begründen Sie, wie Sie sich in diesem Fall verhalten sollten.

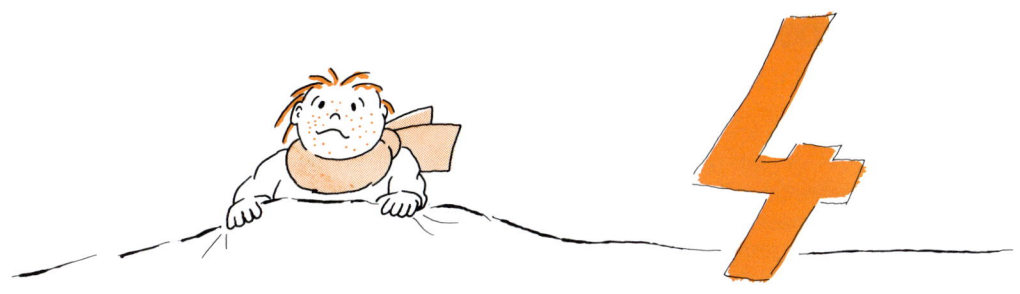

Krankheiten des Kindes

4.1 Vorstadien einer Krankheit

4.1.1 Beobachtung des Kindes

Viele Krankheiten kündigen sich mit Verhaltensänderungen und allgemeinen Gesundheitsstörungen an.

Da Eltern ihr Kind besonders gut kennen, können sie recht schnell und am besten sein Wohlbefinden einschätzen. Deshalb sollten sie es bei Anzeichen eines Unwohlseins genau beobachten, um den Arzt frühzeitig und ausführlich über auffällige Veränderungen und Unregelmäßigkeiten (z. B. Stuhlgang) zu informieren. Für viele Kinderärzte sind diese Beobachtungen hilfreich beim Erstellen einer Diagnose, denn die Kinder selbst können erst ab ca. drei Jahren ihr Befinden genauer beschreiben.

4.1.2 Verhaltensänderungen

Kündigt sich eine Erkrankung an, so sind viele Kinder ohne erkennbare Ursache weinerlich, andere sind recht still und teilnahmslos. Sie haben keinen Appetit, sehen blaß aus, teilweise jammern oder schreien sie sogar vor Schmerzen. In solchen Fällen sollte vorsichtshalber die Körpertemperatur gemessen werden. Hat das Kind Fieber (vgl. Punkt 4.2.1), so sollte der Arzt aufgesucht werden, denn nur er kann feststellen, ob die erhöhte Temperatur Ursache einer ernsthaften Erkrankung ist.

Aber auch bei normaler Temperatur ist das Hinzuziehen eines Arztes notwendig, wenn die beschriebenen Verhaltensänderungen nicht innerhalb von höchstens 12 Stunden abklingen.

4.1.3 Allgemeine Gesundheitsstörungen

Bei jeder Krankheit gibt es einerseits ganz charakteristische (spezifische) Krankheitszeichen, andererseits jedoch auch Gesundheitsstörungen allgemeiner Art (unspezifische Krankheitszeichen). Diese können im Verlauf ganz verschiedener Erkrankungen auftreten oder weisen nur darauf hin, daß eine Krankheit im Entstehen ist. So machen sie sich z. B. im Vorstadium vieler Infektionskrankheiten bemerkbar.

Diese Gesundheitsstörungen können teilweise auch als selbständige Krankheiten auftreten. Zu ihnen gehören Fieber, Schmerzen, Übelkeit, Erbrechen, Durchfall, Verstopfung, Schnupfen und Husten, und ihr Auftreten ist sowohl einzeln als auch in verschiedenen Kombinationen möglich. Grundsätzlich sollte der Arzt aufgesucht werden, wenn solche Gesundheitsstörungen nicht verhältnismäßig schnell wieder abklingen oder wenn sie zusammen mit Verhaltensstörungen auftreten, denn dann können sie eine ernsthafte Erkrankung anzeigen.

4.2 Allgemeine Gesundheitsstörungen und häusliche Maßnahmen

In diesem Kapitel erfolgt einerseits die Beschreibung allgemeiner Gesundheitsstörungen mit ihren Kennzeichen. Andererseits werden Maßnahmen dargestellt, die zur ersten Linderung der Beschwerden dienen können oder die erforderlich sind, falls ein Arzt nicht sofort erreichbar ist. Sie ersetzen jedoch in der Regel keine ärztliche Behandlung.

Grundsätzlich sollte der Kinderarzt lieber einmal zuviel als einmal zuwenig hinzugezogen werden.

4.2.1 Fieber

Das Fieber selbst ist keine Krankheit, sondern dient als Abwehrreaktion des Körpers z.B. gegen eine Infektion. Bei höherer Körpertemperatur können Krankheitserreger leichter vernichtet werden, und durch den dabei beschleunigten Stoffwechsel wird die Bildung körpereigener Abwehrstoffe unterstützt.
Die Fieberkurve kann dem Arzt Hinweise über die Art und den Verlauf der Erkrankung geben. Um dieses Krankheitsbild nicht zu verfälschen und die Abwehrreaktion nicht zu schwächen, sollte man auftretendes Fieber in der Regel nicht sofort bekämpfen, sondern Anweisungen des Arztes abwarten. Dieser kann sich z.B. für eine medikamentöse Fiebersenkung entscheiden, wenn durch die hohe Temperatur der Kreislauf des Kindes zu sehr belastet wird oder die Gefahr von Fieberkrämpfen besteht.

Wann hat ein Kind Fieber?

Äußerlich läßt sich Fieber häufig an den glühenden Wangen und glänzenden Augen des Kindes erkennen. Durch Prüfen mit der Hand ist eine erhöhte Körpertemperatur nur ansatzweise auf dem Bauch festzustellen, denn Stirn, Hände und Füße können selbst bei hohem Fieber kühl sein.

Grundsätzlich sollte man sich nicht auf diese ungenauen Anzeichen verlassen, sondern zusätzlich mit dem Thermometer das Fieber messen.
Die Körpertemperatur eines gesunden Kindes liegt zwischen 36,5 °C und 37,2 °C, sie kann jedoch im Laufe eines Tages schwanken. So ist sie morgens häufig niedriger als abends, und nach intensivem Herumtoben oder langanhaltendem Schreien kann sie gerade bei Kleinkindern etwas erhöht sein. Deshalb sollten Kinder vor dem Fiebermessen eine zeitlang ruhiggehalten werden. Darüber hinaus ist es wichtig, Kleidung und Bettzeug des Kindes zu prüfen, denn oft sind auch übermäßig warme Kleidung oder Decken die Ursache für eine erhöhte Körpertemperatur.
Bei Körpertemperaturen von 37,5 °C bis 38,0 °C spricht man von erhöhter Temperatur, bei 38,0 °C bis 39,5 °C von Fieber und ab 39,5 °C von hohem Fieber.

Fiebermessen

Bei Kindern bis zu 6 Jahren wird Fieber am genauesten rektal, d.h. im After, gemessen. Dazu wird die Quecksilbersäule zunächst durch kräftiges Schlagen des Thermometers bis unter 36 °C hinuntergedrückt. Babys und Kleinkinder bis ca. 2 Jahre werden dann auf den Rücken gelegt und ihre Beine mit einer Hand hochgehalten. Mit der anderen Hand wird das Thermometer mit der eingefetteten Spitze vorsichtig in den After eingeführt. Es wird dabei nur locker festgehalten, damit sich das Kind beim Bewegen nicht verletzt.

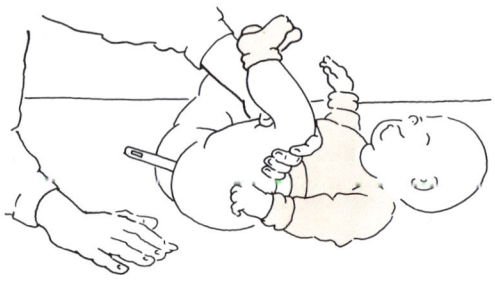

Ältere Kinder können beim Fiebermessen auf der Seite liegen.

Mit einigen Thermometern (z. B. Digitalthermometer oder prismatische Thermometer) genügt eine Meßdauer von ca. einer Minute. Bei herkömmlichen Thermometern sind dagegen 2 bis 3 Minuten erforderlich, um die richtige Temperatur zu erhalten.

Maßnahmen:

Säuglinge und Kleinkinder können sehr plötzlich hohes Fieber bekommen. Dabei besteht zwichen der Höhe des Fiebers und der Schwere der Erkrankung nicht unbedingt ein Zusammenhang.

Deshalb sollte man bereits bei Temperaturen um 38 °C den Arzt zu Rate ziehen, damit er die Ursache für das Fieber klärt. In solchen Fällen kann man das Kind unbesorgt in die Praxis des Kinderarztes bringen, denn sofern es warm genug angezogen ist, schadet ihm auch kalte Luft nicht.

Treten plötzlich sehr hohe Körpertemperaturen bis zu 40 °C auf und der Arzt ist nicht sofort erreichbar, sollte man versuchen das Fieber zu senken. Dadurch wird der unter Umständen möglichen Gefahr von Fieberkrämpfen vorgebeugt.

- Ein bewährtes fiebersenkendes Mittel sind Wadenwickel. Dazu werden die Beine des Kindes auf ein Frotteetuch gelegt und bis zum Knie zugedeckt. Jede Wade wird dann mit einem feuchten, gut ausgewrungenen Tuch umwickelt (z. B. ein Taschentuch bei Säuglingen). Zum Befeuchten verwendet man zimmerwarmes Wasser.
  Auf diese Weise wird dem Körper Wärme entzogen und die Temperatur sinkt um ca. 0,5 °C.
  Falsch ist es, die Wadenwickel zusätzlich mit einem Wolltuch zu umwickeln, denn der dadurch hervorgerufene Wärmestau kann eine Erhöhung der Körpertemperatur bewirken.
- Es ist darauf zu achten, daß fiebernde Kinder nicht zu warm zugedeckt sind. Eine dünne Decke ist bei normaler Zimmertemperatur ausreichend, sofern das Kind nicht friert.
- Auf die Verwendung von Fieberzäpfchen ohne Anraten des Arztes sollte man möglichst verzichten, wenn mit Wadenwickeln eine Senkung der Temperatur erreicht werden kann.
- Da ein fieberndes Kind viel Flüssigkeit benötigt, sollte es soviel trinken, wie es mag. Während für Kleinkinder Säfte aus Zitrusfrüchten oder schwacher Tee geeignet sind, sollten Säuglinge zwischen den Mahlzeiten Fencheltee trinken.

Fiebernde Kinder, die bereits abgestillt sind, sollten keine Milch trinken, da dadurch das Fieber steigen kann!

4.2.2   Schmerzen

Schmerzen haben den biologischen Sinn, auf Krankheiten aufmerksam zu machen und den Organismus zur Ruhe zu zwingen. Sie können in Anfällen oder als Dauerschmerz auftreten.

Bei Säuglingen und Kleinkindern weisen schrilles Schreien oder kläglich wimmerndes Weinen häufig auf Schmerzen hin. Oft ist das Kind dabei blaß und bei starken Schmerzen kann auch kalter Schweiß auftreten.

Kinder unter 3 Jahren empfinden viele Arten von Schmerzen als „Bauchweh", selbst wenn eine Erkrankung in ganz anderen Körperbereichen vorliegt. Klagt ein Kind über Schmerzen in der Bauchregion, sollte man deshalb zunächst prüfen, ob andere Anzeichen Schlüsse auf diesen Ort der Erkrankung zulassen. So können beispielsweise Durchfall, Verstopfung, Aufstoßen und Erbrechen auf eine Verdauungsstörung als Ursache hinweisen.

Schmerzen in anderen Körperbereichen lassen sich häufig dadurch lokalisieren, daß Kinder immer wieder unbewußt an die betreffende Stelle fassen.

Bauchschmerzen

Neben den oben genannten Ursachen sind gerade bei Säuglingen häufig **Blähungen** die Ursache für Bauchschmerzen. Der Bauch ist dann stark gewölbt, das Baby zieht die Beine an und schreit ständig.

Bauchschmerzen können z. B. bei anhaltendem Schreien oder beim Trinken entstehen. Durch die mitverschluckte Luft bilden sich im Magen-Darm-Kanal Gasansammlungen, die zu Überdehnung und Schmerzen führen können.

Abhilfe beim Trinken kann man schaffen, indem 2- bis 3mal abgesetzt wird, um ein Bäuerchen zu machen. Dabei entweicht die mitverschluckte Luft aus dem Magen.

Darüber hinaus sollte die Schaumbildung bei Flaschennahrung vermieden werden. Schaum entsteht zum einen durch zu starkes Schütteln bei der Zubereitung. Dies kann bei Verwendung perlierter Milchfertignahrungen verhindert werden, da sich diese besser auflösen als Pulver.

Zum anderen bildet sich bei eisenhaltigen Milchnahrungen ein besonders feiner Schaum, dessen Luft auch durch Aufstoßen nicht aus dem Magen entweicht, sondern in den Darm gelangt.

Schließlich ist auch die Wahl des Saugerloches entscheidend. Ein zu großes Loch führt durch zu hastiges Trinken, ein zu kleines Loch infolge großer Anstrengung zum Verschlucken von Luft.

Bei vollgestillten Säuglingen können Blähungen entstehen, wenn nur kurz aus beiden Brüsten getrunken wird. Dann enthält das Baby vor allem dünne und süße Milch mit viel Milchzucker und wenig Fett. Der Zucker kann im Dünndarm nicht vollständig abgebaut werden, so daß durch dessen Gärung im Dickdarm Blähungen hervorgerufen werden.

Deshalb sollte zunächst eine Brust immer völlig leer getrunken werden, damit das Baby auch die nährstoffreiche und eigentlich erst sättigende Milch des letzten Drittels erhält.

Eine andere Ursache ist z. B. die zu schnelle Umstellung auf Beikost oder die unsachgemäße Ernährung des Kleinkindes (bzw. bei Säuglingen die der stillenden Mutter) mit blähenden Nahrungsmitteln wie Kohl oder Hülsenfrüchten.

Häufig auftretende Blähungen können auch durch Störungen der Darmtätigkeit hervorgerufen werden, so daß man bei ständig wiederkehrenden Beschwerden den Kinderarzt zu Rate ziehen sollte.

Maßnahmen:
- Es ist sinnvoll, dem Kind krampflösende Tees zu geben, z. B. Anis-, Fenchel- oder Kümmeltee. Fencheltee wirkt gleichzeitig beruhigend.
- Feucht-warme Umschläge auf dem Bauch wirken ebenfalls krampflösend.
  Dazu wird ein Tuch in ca. 40°C warmes Wasser getaucht und dann auf den Bauch gelegt. Darüber wickelt man ein trockenes Frotteetuch.
- Es kann auch eine Wärmflasche verwendet werden, die mit ca. 50°C heißem Wasser gefüllt und mit einem Handtuch umwickelt ist. Um Verbrühungen zu vermeiden, muß der Verschluß so fest geschlossen sein, daß er vom Kind nicht geöffnet werden kann.
- Ebenfalls zur Beruhigung und Entspannung dienen mit der flachen Hand ausgeführte, kreisende Bewegungen auf dem Bauch (im Uhrzeigersinn).
- Sollten die Schmerzen nicht nachlassen, so muß der Kinderarzt aufgesucht werden.

Plötzlich auftretende Schmerzen im Unterbauch oder auch im Nabelbereich, die beim Husten und Lachen stärker werden, können auf eine **Blinddarmentzündung** hinweisen. Häufig bereitet dem Kind dann das Ausstrecken des rechten Beines zusätzliche Schmerzen, und Übelkeit, Appetitlosigkeit, Verstopfung sowie in einigen Fällen Erbrechen können hinzukommen.

Beim geringsten Verdacht auf eine Blinddarmentzündung muß sofort der Arzt verständigt werden, und das Kind darf wegen einer möglicherweise erforderlichen Operation weder essen noch trinken oder Medikamente erhalten. Auch warme Wickel dürfen nicht aufgelegt werden, bis der Arzt gehört wurde.

Allerdings tritt eine Blinddarmentzündung seltener bei Säuglingen und Kleinkindern auf, sondern erst bei Schulkindern.

Kopfschmerzen

Kleinkinder leiden öfter an Kopfschmerzen als vielfach vermutet wird. Sie sind dann meistens weinerlich und leicht reizbar, häufig kneifen sie die Augen zusammen und fassen sich immer wieder an den Kopf.

Ursachen für diese Kopfschmerzen können zuwenig Schlaf, Aufregung oder Mangel an frischer Luft sein. Treten sie jedoch gleichzeitig mit Fieber auf, so liegt möglicherweise eine Infektionskrankheit zugrunde.

Auch Sehfehler führen vielfach zu Kopfschmerzen, die dann jedoch durch das Tragen einer Brille beseitigt werden können.

Bei ständig wiederkehrenden oder anhaltenden Kopfschmerzen, die unter Umständen sogar mit Fieber und Erbrechen einhergehen, muß unbedingt der Arzt zu Rate gezogen werden, um die Ursache zu klären.

Maßnahmen:

In besonders schweren Fällen oder wenn der Kinderarzt nicht sofort erreichbar ist, kann man Säuglingen und Kleinkindern ein Fieberzäpfchen (für die entsprechende Altersgruppe) geben, das gleichzeitig schmerzlindernd wirkt.

Ständiger Gebrauch von schmerzlindernden Medikamenten kann z. B. zu Leber- und Nierenschäden führen und belastet den Magen-Darm-Kanal!
Es gibt keine unschädlichen Schmerzmittel!

Ohrenschmerzen

Starke Ohrenschmerzen weisen in der Regel auf eine Mittelohrentzündung hin, so daß der Kinderarzt unbedingt aufgesucht werden muß.

Maßnahmen:

Eine recht wirkungsvolle, allerdings nur vorübergehende Linderung kann durch Zwiebelwickel erreicht werden. Dazu hackt man rohe Zwiebeln und wickelt sie in ein Taschentuch. Dieses wird dann auf das schmerzende Ohr gelegt und mit einem schmalen Handtuch festgebunden.
Diese Wirkung kann man durch das Auflegen einer Wärmflasche verstärken.

4.2.3   Verdauungsstörungen

Durchfall

Von Durchfall spricht man, wenn ein Kind mehr als 3 bis 4 Stuhlentleerungen am Tag hat. Der Stuhl ist dann breiig bis flüssig, übelriechend und hat in schweren Fällen eine grünliche Färbung.
Bei gestillten Babys ist der Stuhlgang jedoch individuell so unterschiedlich, so daß auch ein fünfmaliges Entleeren des Darmes nicht auf eine Verdauungsstörung hinweisen muß.
Bei älteren Säuglingen entsteht Durchfall häufig durch Nahrungsumstellungen. Die Probleme treten dann nur vorübergehend auf, und das Baby fühlt sich weitgehend wohl.

Neben ernährungsbedingten Ursachen werden Durchfälle vorwiegend durch Infektionen des Verdauungskanals oder fiebrige Infekte hervorgerufen.
Eine Durchfallerkrankung kann besonders für Kinder unter 2 Jahren lebensbedrohlich werden, da vielfach erhebliche Flüssigkeits- und Salzverluste auftreten. Diese Gefahr ist besonders groß, wenn das Kind gleichzeitig unter Fieber und Erbrechen leidet. In solchen Fällen muß unbedingt der Arzt informiert werden.
Darüber hinaus sollte man den Arzt benachrichtigen, wenn der Stuhl mit Eiter, Blut oder Schleim vermischt ist.

Maßnahmen:

Wichtig ist eine Teepause von ca. 24 Stunden, um den Magen und Darm zu beruhigen. Eine zu frühe Belastung des Verdauungssystems mit normaler Nahrung führt fast immer zum Rückfall.

- In diesen 24 Stunden erhält das Kind ausschließlich Tee, der mit etwas Traubenzucker gesüßt und mit einer Prise Salz versetzt ist. Geeignet sind z. B. verdünnter schwarzer Tee, Kamillen-, Pfefferminz- oder Fencheltee. Eine besonders gut stopfende Wirkung haben Brombeerblättertee und Tee aus getrockneten Heidelbeeren.
  Kleinkinder sollten etwa 1,5 l Flüssigkeit am Tag trinken, um die gefährlichen Wasserverluste auszugleichen.
- Am 2. Tag erhalten Säuglinge dann Heilnahrung (erhältlich in Apotheken und Drogerien), die in der folgenden Zeit langsam durch kleine Mengen Normalkost ersetzt wird.
  Bei älteren Babys und Kleinkindern hat sich eine Diät aus Reisschleim, Bananenbrei, geriebenem Apfel, Karottenbrei und Zwieback bewährt, die an den folgenden Tagen langsam durch Weißbrot, Kartoffelbrei, Magerquark, Reis und Nudeln ergänzt wird. Auf frische Milch, Fett und Fruchtsäfte sollte dagegen verzichtet werden.
- Ist keine Besserung festzustellen, so sollte der Kinderarzt hinzugezogen werden, um die Ursache zu klären und eine entsprechende Behandlung einzuleiten.

Um dem Arzt die Diagnose zu erleichtern, ist es wichtig, daß zur Untersuchung die letzte Stuhlwindel mitgebracht wird.

Erbrechen

Das Erbrechen muß man von dem meist harmlosen Spucken unterscheiden. Beim Spucken laufen den Babys kleinere Nahrungsmengen aus dem Mund oder ein geringer Rest kommt beim Bäuerchen hoch. Es ist nicht krankhaft, solange der Säugling sich wohlfühlt und zunimmt.

Beim Erbrechen wird dagegen der größte Teil des Mageninhaltes wieder ausgespuckt.

Erbrechen ist besonders bei jüngeren Kindern und Säuglingen vielfach eine Reaktion auf Erkrankungen des Körpers wie Erkältungen, Infektionskrankheiten, Hirnerkrankungen, Stoffwechselstörungen oder Magen-Darm-Krankheiten.

Allerdings können auch eine zu große Nahrungsaufnahme oder bei sensiblen Säuglingen Unruhe und Nervosität die Ursache sein.

Beim sogenannten Magenpförtnerkrampf (krampfhafte Verdickung des Muskels am Magenausgang) erfolgt das Erbrechen explosionsartig, und die Nahrung wird in hohem Bogen hinausgeschleudert. Hier kann eine Besserung durch Medikamente erreicht werden, eventuell ist aber auch eine Operation erforderlich.

Maßnahmen:

- Zunächst muß das Kind nach dem Erbrechen beruhigt und getröstet werden.
- Säuglinge werden am besten in Bauch- oder Seitenlage gelegt, weil in der Rückenlage die Gefahr besteht, daß sie an Erbrochenem ersticken.
- Da auch beim Erbrechen hohe Salz- und Flüssigkeitsverluste auftreten, sollten Kleinkinder mindestens 1,5 l Tee am Tag trinken (am besten Pfefferminztee), dem Salz und Traubenzucker zugesetzt sind (vgl. Abschnitt Durchfall).
  Der Tee sollte dem Kind teelöffelweise 30 bis 60 Minuten nach dem Erbrechen gereicht werden. Die Menge wird dann langsam gesteigert.
- Kleinkinder können auch teelöffelweise abgestandene Cola und zur Deckung des Salzbedarfs Salzstangen erhalten.

- Am 2. und 3. Tag erhält das Kind kleine Portionen leichter Kost, wie z.B. Bananenbrei, Kartoffelbrei, Karottenbrei, Magerquark oder Zwieback.
  Verzichten sollte man zunächst auf die Verwendung scharfer Gewürze und Fett sowie auf die Gabe blähender Gemüsesorten und frischen Obstes.

Verstopfung

Tritt der Stuhl in Form harter trockener Kotballen und seltener als alle 2 bis 3 Tage auf, so spricht man von einer Verstopfung.

Beim gestillten Baby gibt es keine Verstopfung, selbst wenn die Stuhlentleerung selten ist. Das liegt dann daran, daß die Bestandteile der Muttermilch fast vollständig vom kindlichen Darm aufgenommen werden und somit kaum Reste für die Ausscheidung zurückbleiben.

Dagegen leiden Kinder, die mit der Flasche ernährt werden, häufiger daran, solange sie noch keine Beikost erhalten.

Eine zu einseitige Milchernährung ist an trockenem und hartem Stuhl mit weißgrauer bis kalkartiger Färbung zu erkennen.

Darüber hinaus können bei Kleinkindern auch Ernährungsfehler z.B. durch zu schlackenarme Kost zur Verstopfung führen.

Eine andere Ursache ist Angst vor der Stuhlentleerung, weil das Kind beispielsweise kleine Einrisse am After hat, die bei der Stuhlentleerung Schmerzen bereiten. Dann wird der Stuhl bewußt zurückgehalten und durch den langen Aufenthalt im Darm immer trockener und härter, so daß er bei der Entleerung noch mehr Schmerzen verursacht.

Bei fiebrigen Erkrankungen und Appetitlosigkeit tritt manchmal eine scheinbare Verstopfung auf, die jedoch nur auf die verminderte Nahrungs- bzw. Flüssigkeitsaufnahme zurückzuführen ist.

Maßnahmen:

- Säuglinge können als verdauungsförderndes Mittel Milchzucker erhalten.
- Bei älteren Babys und Kleinkindern reicht es oft, ballaststoffreiche Kost (z.B. Gemüse, rohes Obst, Vollkornbrot, Haferflocken) zu geben. Eine leicht abführende Wirkung wird durch Obstsorten wie Pflaumen, Aprikosen, Birnen oder Feigen erreicht, die vor den Hauptmahlzeiten gegessen werden sollten.

Grundsätzlich sollte man Kindern keine Abführmittel geben, weil dadurch die Darmschleimhaut gereizt werden kann.

- Neben Nahrungsumstellungen ist auf vermehrtes Trinken und ausreichend Bewegung zu achten.
- In hartnäckigen Fällen sollte der Kinderarzt um Rat gefragt werden.

4.2.4   Erkältungskrankheiten

Schnupfen

Gegen den Schnupfen gibt es keine Immunität (vgl. Punkt 4.3.2) und bisher auch keine die Ursache bekämpfenden Wirkstoffe. Es besteht jedoch die Möglichkeit, durch verschiedene Mittel die Krankheitszeichen etwas zu mildern. Für Neugeborene und Säuglinge ist der Schnupfen eine ernstzunehmende Erkrankung, denn die angeschwollenen Nasenschleimhäute behindern die Atmung und damit auch das Trinken. Außerdem kann sich die Entzündung schnell auf das Mittelohr, die Bronchien und Lungen ausdehnen.

Aus diesen Gründen sollte bei Schnupfen im ersten Lebensjahr immer der Arzt zu Rate gezogen werden.

Dagegen kann man bei Kleinkindern mit dem Arztbesuch warten, sofern das Kind einen munteren Eindruck macht und kein Fieber oder Husten auftreten.

Maßnahmen:
- Der Kontakt von Säuglingen mit erkälteten Personen sollte vermieden werden.
- Auch Kinder mit einem Schnupfen brauchen frische Luft. Selbst Säuglinge können ohne Bedenken spazierengefahren werden, wenn sie warm genug angezogen sind. Zugluft ist allerdings zu vermeiden.
- Häufig ist die Luft in geheizten Räumen zu trocken. Das wirkt sich auf Erkältungskrankheiten ungünstig aus, weil die Schleimhäute austrocknen und dadurch die Infektionsanfälligkeit erhöht ist.

Die Luftfeuchtigkeit kann durch Verdampferschalen (mit Wasser gefüllte Behälter) auf den Heizkörpern, aber auch durch das Aufhängen feuchter Handtücher erhöht werden. Sie sollte 40% bis 60% betragen.

- Das Einatmen von heißem Wasserdampf mit einem Kamillenaufguß wirkt bei Erkältungen lindernd. Bei Säuglingen und Kleinkindern ist dazu ein sogenanntes Dampfbett besser geeignet als ein Kopfdampfbad. Man stellt dafür einen heißen Kamillenaufguß neben das Gitterbett (außer Reichweite des Kindes!) und deckt ein großes Badelaken oder Bettuch über das Gefäß und das Bett. Dieses Dampfbett sollte ein- bis zweimal täglich für ca. 15 Minuten unter **ständiger** Beobachtung durchgeführt werden.
- Nasentropfen bewirken ein Abschwellen der Nasenschleimhaut und erleichtern somit die Atmung. Sie sollten jedoch nur nach ärztlicher Verordnung und möglichst nicht länger

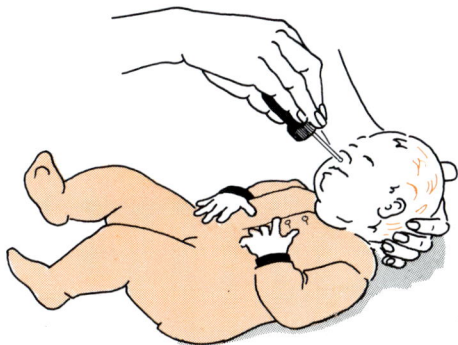

als 8 Tage gegeben werden, da bei längerem Gebrauch die Nasenschleimhaut und damit ihre Abwehrfunktion geschädigt wird.
- Die Haut an der Nasenöffnung wird durch abfließenden Nasenschleim häufig rot und entzündet sich. Abhilfe kann durch Eincremen mit einer Wund- und Heilsalbe (vgl. Punkt 1.2.5) geschaffen werden.
- Bessert sich der Zustand nach 1 bis 2 Tagen nicht oder erhöht sich die Körpertemperatur, so sollte auf jeden Fall ärztliche Hilfe in Anspruch genommen werden.

Jedes Medikament, das einem Kind gegeben wird, muß vom Arzt speziell für die Altersgruppe und das betreffende Kind verordnet sein.

Husten

Greift die Infektion von der Nasenschleimhaut auf die Luftröhrenschleimhaut über, so entsteht ein trockener, oft quälender Reizhusten, der nach einigen Tagen in einen lockeren Husten mit Auswurf übergeht.

Ein Kind mit Husten gehört sofort in ärztliche Behandlung, da sonst die Gefahr einer Ausbreitung der Erkrankung besteht. Dadurch können dann eine Bronchitis oder eine Lungenentzündung entstehen.

Für den Arzt ist es zum Erstellen der Diagnose hilfreich, wenn ihm genauere Hinweise über die Art des Hustens gegeben werden. So sollte man beispielsweise beobachten, ob der Husten bellend-trocken oder locker-verschleimt ist, ob er tagsüber oder vor allem nachts auftritt und ob das Kind dauernd oder anfallsweise hustet.

Grundsätzlich ist zu bedenken, daß der Husten die Aufgabe hat, die Luftwege von Sekreten, Krankheitskeimen und Fremdkörpern zu befreien.

Diese Funktion sollte möglichst wenig unterdrückt werden, denn beispielsweise sind die vermehrt auftretenden Schleimabsonderungen ein idealer Nährboden für Bakterien.

Aus diesem Grund verschreibt der Arzt häufig schleimlösende Mittel zur Unterstützung des Abhustens.

Maßnahmen:
- Das Kind sollte möglichst viel frische Luft (keine Zugluft) bekommen.
- In den Räumen muß auf eine ausreichende Luftfeuchtigkeit geachtet werden, denn dann ist der Hustenreiz am schwächsten (vgl. Abschnitt Schnupfen).
- Abends ist es manchmal sinnvoll, dem Kind hustenstillende Mittel zu geben, damit es nachts zur Ruhe kommt.
  Bei Hustenmitteln sollte man sich jedoch immer an die vom Arzt verordnete Dosis halten!
- Neben der Gabe von Hustenmitteln kann lästiger Hustenreiz vielfach dadurch gemildert werden, daß das Kind möglichst häufig kleine Mengen trinkt.
  Durch eine große Flüssigkeitsaufnahme wird gleichzeitig der Schleim in der Luftröhre und in den Bronchien soweit verflüssigt, daß das Abhusten leichter erfolgen kann.
- Ein wirksames altes Hausmittel gegen Husten sind Brustwickel. Dazu tränkt man ein kleines Handtuch mit so heißem Wasser, daß man die Temperatur an der Innenseite des Handgelenkes noch gut ertragen kann. Dieses Handtuch wird leicht ausgewrungen auf die Brust des Kindes gelegt, so daß möglichst die ganze Brustbreite bedeckt ist. Anschließend deckt man es mit einem größeren Frotteetuch vollständig ab oder befestigt es, indem die Enden des Frotteetuches auf dem Rücken des Kindes verbunden werden. Nach ca. 20 Minuten wird der Wickel entfernt und das Kind sorgfältig abgetrocknet.
  Noch wirksamer sind sogenannte Quarkwickel, da sie besonders schleim- und krampflösend wirken.
  Dazu wird fettfreier frischer Quark von Zimmertemperatur in ein dünnes Tuch, z. B. eine Windel, eingeschlagen und dem Kind dann auf die Brust gelegt. Dieser Wickel wird ebenfalls mit einem größeren Frotteetuch befestigt und bleibt tagsüber für mindestens eine Stunde, abends auch während der ganzen Nacht angelegt.
- Einen Hustentee kann man aus einer Mischung von 20 g Huflattichblättern und je 10 g Spitzwegerichblättern und Wollblumenblüten herstellen. 2 Teelöffel davon werden mit 1/4 l Wasser überbrüht. Nach dem Ziehenlassen wird täglich vor dem Frühstück eine Tasse warmer Tee getrunken.

Halsschmerzen und Heiserkeit

Halsschmerzen und Heiserkeit werden durch eine Infektion des Rachens und möglicherweise der Gaumenmandeln hervorgerufen. Tritt gleichzeitig Fieber auf, so muß unbedingt der Arzt aufgesucht werden, denn fiebrige Hals- und Mandelentzündungen können sonst zu schweren Folgeschäden, z. B. Gelenkrheumatismus, führen.

Maßnahmen:
Kalte, feuchte Halswickel wirken lindernd.
Dazu taucht man ein schmal zusammengelegtes Taschentuch in kaltes Wasser, wringt es aus und wickelt es um den Hals des Kindes. Darüber kommt ein trockenes Leinentuch und schließlich ein Wollschal. Nach ca. 10 Minuten wird der Wickel abgenommen, der Hals abgetrocknet und mit einem warmen Schal umwickelt (Seide, Wolle).

4.3 Infektionskrankheiten

4.3.1 Die Infektion

Bei einer Infektion gelangen Krankheitserreger in den Körper und vermehren sich dort. Dabei handelt es sich meistens um Bakterien und Viren, die nach dem Eindringen vom Körper durch Abwehrreaktionen bekämpft werden.

Nach der Infektion vergeht eine je nach Erkrankung unterschiedlich lange Zeit bis zum Auftreten der ersten Krankheitszeichen. Diese Zeitspanne bezeichnet man als Inkubationszeit. Danach tritt bei vielen Infektionskrankheiten ein Vorstadium mit allgemeinen Gesundheitsstörungen (vgl. Punkt 4.2) auf, bevor dann im Hauptstadium die eigentlich charakteristischen Krankheitszeichen deutlich werden.

4.3.2 Abwehrreaktionen des Körpers

Das Eindringen von Krankheitserregern in den Organismus z. B. über die Atemwege oder den Verdauungskanal wird zunächst durch allgemeine Abwehrmechanismen erschwert. Dazu gehören beispielsweise die keimtötende Wirkung von Nasensekret, Speichel oder Magensäure. Sind trotz dieser Abwehrmaßnahmen Krankheitserreger in den Körper eingedrungen, so werden sie durch sogenannte „Freßzellen" aus den Blut- und Lymphbahnen angegriffen und zerstört.

Reichen diese Mechanismen, die sich gegen alle Arten von Krankheitserregern richten, zu deren Vernichtung nicht aus, bildet der Organismus die sogenannten Antikörper. Diese sind aber nur gegen den gerade eingedrungenen Erreger wirksam, d. h. es handelt sich im Gegensatz zu den allgemeinen Abwehrmechanismen um spezifische Abwehrstoffe. Sie bilden mit dem Krankheitserreger einen Komplex und machen ihn auf diese Weise unschädlich.

Dieser Kampf zwischen dem Körper und den Erregern ruft bestimmte Krankheitszeichen wie z. B. Fieber hervor, so daß alle Infektionskrankheiten mit einer deutlichen Temperaturerhöhung einhergehen.

Andere Krankheitszeichen (z. B. Ausschlag) entstehen direkt durch die in den Körper eingedrungenen Erreger bzw. deren Gifte.

Da der Organismus durch die Abwehrmaßnahmen geschwächt ist, muß sich das Kind im Verlauf der Infektionskrankheit körperlich schonen. Das geschieht aber meistens schon von allein, weil sich die Kinder müde und abgeschlagen fühlen.

Wird die Infektion durch Bakterien hervorgerufen, kann die körpereigene Abwehr durch den Einsatz von Antibiotika unterstützt werden, die die Bakterien schwächen oder abtöten.

Die medikamentöse Bekämpfung von Viren ist dagegen zur Zeit noch nicht möglich, in der Entwicklung entsprechender pharmazeutischer Mittel wird jedoch erfolgversprechend geforscht. Bei Viruserkrankungen müssen die körpereigenen Abwehrkräfte die Infektion also selbst überwinden.

Die infolge des Eindringens bestimmter Bakterien oder Viren entwickelte Fähigkeit, Antikörper eines bestimmten Typs zu bilden, verbleibt dem Organismus auch nach dem Abklingen der Erkrankung und schützt ihn weitgehend vor einer erneuten Infektion mit denselben Erregern. Die auf diese Weise erworbene Immunität (Widerstandsfähigkeit) hält bei den Kinderkrankheiten (vgl. Punkt 4.3.7) häufig lebenslang an.

Manchmal kommt es nach einer Infektion nicht zum Ausbruch der Erkrankung, da der Körper eine sehr große Abwehrkraft besitzt, so daß die Krankheitserreger vor dem Auftreten der ersten Krankheitszeichen vernichtet werden. In solchen Fällen spricht man von einer stummen Infektion, die aber ebenfalls zur Bildung von Antikörpern und zu weitgehender Immunität führen kann.

4.3.3 Verbreitung von Krankheitserregern

Kann der Organismus die Krankheitserreger nicht abwehren, so führt dies zur Erkrankung des Körpers. Die Verbreitung der Erreger kann dabei sowohl durch eine direkte als auch durch eine indirekte Übertragung erfolgen.

Direkte Übertragung

Die Erreger werden durch direkten Kontakt mit infizierten Personen während der Erkrankung, während einer stummen Infektion und z. T. auch schon während der Inkubationszeit (vgl. Punkt 4.3.1) übertragen. In diesen Fällen können sich die Erreger einerseits mittels Tröpfcheninfektion verbreiten, indem sie beim Sprechen, Husten oder Niesen in ganz feinen Speicheltröpfchen auf andere Menschen übertragen werden. Andererseits kann eine direkte Übertragung aber auch durch Kontakt mit keimhaltigen Händen, Wunden, Schleimhäuten oder Ausscheidungen der infizierten Person entstehen (Kontaktinfektion).

Indirekte Übertragung

Bei dieser Übertragungsform werden die Krankheitserreger nicht durch die Erkrankten selbst, sondern durch sogenannte Zwischenträger verteilt.

Dazu gehören beispielsweise Gegenstände wie Bücher oder Geschirr, mit denen ein Kranker in Berührung gekommen ist. Außerdem können Luft und Staub Krankheiten wie Masern und Windpocken übertragen.

Weitere Zwischenträger sind Tiere (z. B. übertragen einige Zecken Hirnhautentzündung, bestimmte Mücken Malaria), Gartenboden (enthält häufig Tetanuserreger), rohe Nahrungsmittel (z. B. Speiseeis) oder Trinkwasser.

4.3.4   Schutz vor Ansteckung

Die Verbreitung von Infektionskrankheiten wird in privaten und öffentlichen Bereichen durch Hygiene und persönliche Sauberkeit erschwert. Dazu gehören z. B. tägliches Waschen bzw. Duschen, regelmäßiges Händewaschen besonders nach dem Spielen und vor den Mahlzeiten sowie das Reinigen der Fingernägel mindestens einmal am Tag. Gleich nach dem Kontakt mit Erkrankten müssen die Hände unter fließend warmem Wasser mit einer Bürste gereinigt werden. Innerhalb einer Familie sollten auch die Kinder ihre eigenen Toilettenartikel (z. B. Zahnbürste, Handtuch) besitzen. In Gemeinschaftseinrichtungen wie Kindergärten muß auf die Verwendung von Gemeinschaftshandtüchern verzichtet werden, und der Boden sollte jeden Tag feucht gewischt werden, um ein Aufwirbeln der Krankheitserreger zu vermeiden. Ebenfalls wichtig ist das tägliche gründliche Lüften aller Räume, damit die Anzahl der in der Luft befindlichen Erreger ständig verringert wird.

Kinder mit ansteckenden Krankheiten wie Masern, Windpocken, Mumps, Scharlach, Röteln und Keuchhusten dürfen nach dem Bundesseuchengesetz Kindergärten und Schulen erst dann wieder besuchen, wenn sie durch ein ärztliches Attest als gesund ausgewiesen werden.

Besonders bei jüngeren Säuglingen muß der Kontakt mit erkrankten Personen auch innerhalb der Familie und bereits bei Erkältungen unterbunden werden (vgl. Punkt 4.2.4).

Bei Schnupfen ist es sinnvoll, Papiertaschentücher zu verwenden, die nach einmaligem Gebrauch weggeworfen werden.

Grundsätzlich kann durch solche Hygienemaßnahmen ein bedingter Schutz vor Infektionen erreicht werden. Ein normaler Kontakt mit Erregern ist jedoch nicht völlig vermeidbar, sondern sogar wünschenswert, denn er dient dem Erwerb einer gewissen Widerstandsfähigkeit gegen Infektionen. Aus diesem Grund ist auch der übermäßige Einsatz von Desinfektionsmitteln im Haushalt nicht sinnvoll.

4.3.5   Die Schutzimpfung

Durch Schutzimpfungen ist es heute gelungen, die Verbreitung der meisten Infektionskrankheiten soweit einzudämmen, daß es keinen Impfzwang mehr gibt. Bestimmte Schutzimpfungen werden aber öffentlich empfohlen (vgl. Impfkalender).

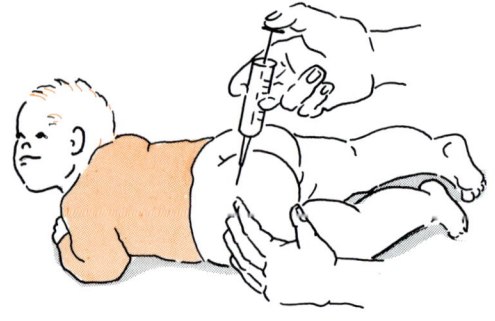

Leider besteht zur Zeit die Gefahr, daß durch Sorglosigkeit und Nachlässigkeit einige Schutzimpfungen nicht mehr so häufig in Anspruch genommen werden. Dadurch ist die Ausbreitung bestimmter Infektionskrankheiten wie z. B. Tuberkulose oder Kinderlähmung, die bereits als weitgehend ausgerottet galten, wieder möglich.

Deshalb gilt grundsätzlich: Krankheiten, die als weitgehend ausgerottet gelten, treten nur nicht auf, solange konsequent geimpft wird.

Bei Impfungen wird die Tatsache ausgenutzt, daß die im Organismus vorhandenen Antikörper Widerstandskraft gegen eine erneute Infektion verleihen. Dabei unterscheidet man zwei Arten der Impfung: die aktive und die passive Immunisierung.

Aktive Immunisierung

Alle vorbeugenden Schutzimpfungen erfolgen nach dem Prinzip der aktiven Immunisierung. Dem gesunden Kind werden dabei meistens abgeschwächte oder abgetötete Krankheitserreger eingespritzt, die nicht mehr in der Lage sind, die Krankheit zum vollen Erscheinungsbild zu bringen, aber die Bildung von Antikörpern bewirken.

Diese verbleiben im Blut und stehen als langfristiger Schutz vor einer Ansteckung zur Verfügung. Allerdings wird die auf diese Weise hervorgerufene Antikörperbildung erst nach ca. 2 bis 3 Wochen voll wirksam.

Passive Immunisierung

Ist bereits eine Infektion mit einem Krankheitserreger eingetreten, muß bei einigen Krankheiten das Abwehrsystem des Körpers unterstützt werden. Dazu wird ein Serum gespritzt, das bereits fertige Antikörper enthält. Diese können den Erreger dann vernichten und somit den Ausbruch der Erkrankung verhindern oder ihren Verlauf mildern.

Diese körperfremden Antikörper werden jedoch vom Organismus schnell wieder abge-

baut, so daß kein wirksamer Schutz vor einer erneuten Infektion besteht.

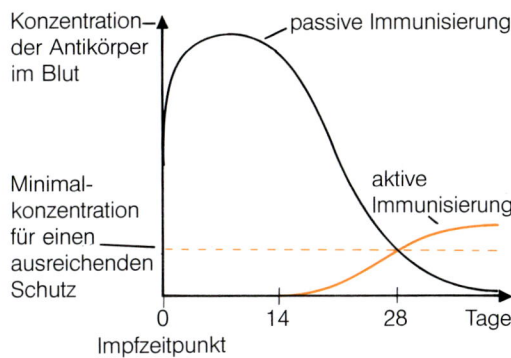

Wirkung der aktiven und passiven Immunisierung am Beispiel der Tetanus-Impfung

4.3.6   Der Impfkalender

Bei vielen Impfungen hält die Schutzwirkung nicht lebenslang an, so daß Auffrischungs- oder Wiederholungsimpfungen erforderlich sind. Um den Ärzten und Eltern/Erziehern eine Orientierungshilfe bei der Impfplanung zu geben, gibt es sogenannte Impfkalender. Diese geben an, in welchem Alter bestimmte Schutzimpfungen empfohlen werden. Zur Vereinfachung der Impfungen werden Kombinationsimpfstoffe (z. B. Tetanus/Diphtherie) eingesetzt, und bei jedem Impftermin werden möglichst Mehrfachimpfungen durchgeführt. Darüber hinaus ist es in vielen Fällen möglich, die Impftermine mit den Vorsorgeuntersuchungen (vgl. Punkt 3.9) zu verbinden.

Es handelt sich bei dem Impfkalender um kein starres Schema, denn bereits bei Erkältungen oder Hautausschlag muß häufig vom vorgesehenen Termin abgewichen werden, da nur gesunde Kinder geimpft werden dürfen. Auch beim Auftreten akuter Infektionen innerhalb der Familie muß die Impfung manchmal aufgeschoben werden.

Der Impfschutz einer Grundimmunisierung bleibt dabei jedoch erhalten, selbst wenn die Abstände zwischen den einzelnen Impfungen etwas größer werden.

Grundsätzlich sollten die Altersangaben des Impfkalenders eher als Hinweis auf die zeitliche Folge und die Abstände der Impfungen betrachtet werden.

Der Impfkalender*

Empfohlenes Impfalter	Impfung gegen
ab Beginn 3. Monat **(ab Beginn 9. Lebenswoche)**	1. Diphtherie-Pertussis-Tetanus-Haemophilus influenzae Typ b und 1. Hepatitis B und 1. trivalente Polio-Schluckimpfung oder 1. Diphtherie-Pertussis-Tetanus und 1. Haemophilus influenzae Typ b (Hib) und 1. Hepatitis B und 1. trivalente Polio-Schluckimpfung
ab Beginn 4. Monat **(ab Beginn 13. Lebenswoche)**	2. Diphtherie-Pertussis-Tetanus-Haemophilus influenzae Typ b oder 2. Diphtherie-Pertussis-Tetanus und 2. Haemophilus influenzae Typ b (Hib) ****
ab Beginn 5. Monat **(ab Beginn 17. Lebenswoche)**	3. Diphtherie-Pertussis-Tetanus-Haemophilus influenzae Typ b und 2. Hepatitis B und 2. trivalente Polio-Schluckimpfung oder 3. Diphtherie-Pertussis-Tetanus und 3. Haemophilus influenzae Typ b (Hib) und 2. Hepatitis B und 2. trivalente Polio-Schluckimpfung
ab Beginn 12.–15. Monat	4. Diphtherie-Pertussis-Tetanus-Haemophilus influenzae Typ b und 3. Hepatitis B und 3. trivalente Polio-Schluckimpfung 1. Masern, Mumps, Röteln oder 4. Diphtherie-Pertussis-Tetanus und 4. Haemophilus influenzae Typ b (Hib) und 3. Hepatitis B und 3. trivalente Polio-Schluckimpfung 1. Masern, Mumps, Röteln
ab Beginn 6. Jahr	Tetanus-Diphtherie 2. Masern, Mumps, Röteln
11.–15. Jahr	trivalente Polio-Schluckimpfung Tetanus-Diphtherie Röteln (alle Mädchen, auch wenn bereits gegen Röteln geimpft) Hepatitis B für ungeimpfte Jugendliche

* nach: Angaben der Ständigen Impfkommission des Bundesgesundheitsamtes und der Ausgabe „Impfen fürs Leben" der Vorsorgeinitiative der Aktion Sorgenkind, Lersnerstr. 40, 60322 Frankfurt/Main

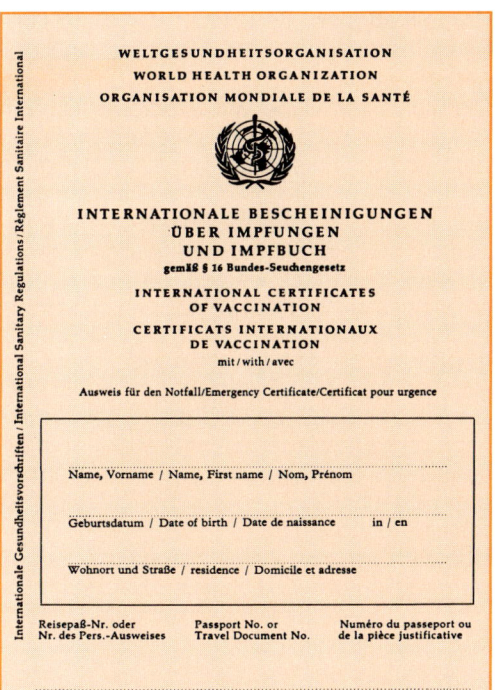

Bis zu 72 Stunden nach einer Schutzimpfung kann es zu Rötungen, Schwellungen und Schmerzhaftigkeit im Bereich der Injektionsstelle sowie zu leichtem Fieber und Unwohlsein kommen.

Dieses ist jedoch auf die Abwehrreaktion des Körpers zurückzuführen und kann nicht mit der wirklichen Erkankung verglichen werden. Sollten nach einer Impfung jedoch hohes Fieber mit Kreislaufstörungen oder sogar Krämpfen auftreten, muß der Arzt sofort benachrichtigt werden.

Alle Impfungen werden vom Arzt in den Impfpaß eingetragen, um jederzeit den vorhandenen Impfschutz kontrollieren zu können.

Die Impfungen führt der behandelnde Arzt oder das Gesundheitsamt durch. Die Kosten dafür werden von den Krankenkassen oder vom Staat getragen, sofern es sich um öffentlich empfohlene Impfungen handelt.

4.3.7 Kinderkrankheiten

In diesem Kapitel werden diejenigen Infektionskrankheiten dargestellt, die wegen ihrer besonders großen Ansteckungsfähigkeit häufig bereits in der Kindheit auftreten und deshalb auch als Kinderkrankheiten bezeichnet werden. Erwachsene erkranken jedoch ebenfalls daran, sofern sie diese Krankheiten im Kindesalter nicht durchgemacht haben.

Auch auf Säuglinge können diese Erkrankungen übertragen werden, allerdings erwerben sie während der Schwangerschaft durch die Abwehrkräfte der Mutter (sofern diese die Krankheit durchgemacht hat) eine sogenannte angeborene Immunität, die bis auf wenige Ausnahmen 3 bis 6 Monate anhält.

Die Kennzeichen dieser Kinderkrankheiten sollten Eltern und Erziehern bekannt sein, um bereits möglichst frühzeitig die Ansteckung anderer Kinder verhindern zu können. Grundsätzlich muß beim Verdacht auf solche Erkrankungen der Kinderarzt zu Rate gezogen werden, um eine geeignete Behandlung einzuleiten.

Keuchhusten

Keuchhusten verläuft umso schwerer, je jünger das Kind ist.

Erreger: Bakterien

Übertragung: Die Bakterien werden durch Tröpfcheninfektion übertragen, und selbst Neugeborene können sich anstecken.

Vorstadium: Es tritt ein leichter anfallsweiser Husten auf, der langsam stärker wird.

Hauptstadium: Keuchhusten ist gekennzeichnet durch einen krampfartigen Husten, der in Form plötzlicher Anfälle besonders nachts auftritt. Nach jedem Anfall folgt eine tiefe ziehende Einatmung.

Bei diesen Hustenattacken kann sich das Gesicht des Kindes blau-rot verfärben, und sie enden häufig mit dem Herauswürgen glasigen Schleims oder mit Erbrechen.

Danach verspüren die Kinder zunächst Erleichterung.

Nach ca. 2 bis 3 Wochen werden die Anfälle seltener, die Kinder husten vielfach jedoch noch lange nach dem Abklingen der eigentlichen Erkrankung weiter.

Komplikationen: Es können vor allem Lungenentzündungen oder Mittelohrentzündungen auftreten.

Die frühzeitige Gabe von Antibiotika kann in einigen Fällen den Krankheitsverlauf etwas mildern und der Entstehung von Komplikationen vorbeugen.

Bei Säuglingen kann die Erkrankung lebensbedrohlich sein. Sie müssen häufig im Krankenhaus behandelt werden, da Erstickungsgefahr besteht und Komplikationen besonders häufig auftreten.

Impfung: Zum Schutz vor dieser unter Umständen schweren Erkrankung mit den möglichen Komplikationen wird die Keuchhustenimpfung heute wieder für alle gesunden Kinder empfohlen, da Nebenwirkungen wie Krämpfe und Hirnschädigungen seltener auftreten als früher angenommen.

Dennoch nehmen einige Kinderärzte wegen der möglicherweise schweren Nebenwirkungen von dieser Impfung Abstand und impfen nur in besonderen Fällen.

Es gibt jetzt allerdings einen im Ausland bereits erfolgreich getesteten völlig neuen Impfstoff, der demnach keine gefährlichen Nebenwirkungen mehr aufweist.

Außerdem können damit auch ältere Kinder im Bedarfsfall geimpft werden.

Dieser ist jedoch erst seit einigen Wochen in der Bundesrepublik Deutschland zugelassen, so daß hier noch keine Erfahrungswerte vorliegen.

Maßnahmen: Während der Hustenanfälle ist es wichtig, die Kinder zu beruhigen (lindernde Maßnahmen vgl. Punkt 4.2.4).

Bei Appetitlosigkeit und Erbrechen sollten die Kinder nur kleine leichte Mahlzeiten erhalten. Der günstigste Zeitpunkt dafür ist direkt nach einem Hustenanfall, weil danach zunächst weniger gehustet wird.

Das Kind sollte sich möglichst viel an der frischen Luft aufhalten, allerdings ohne draußen herumzutoben.

Masern

Masern sind sehr ansteckend und können eine durchaus ernstzunehmende Erkrankung sein, da auch durch mögliche Komplikationen eine Gefährdung besteht.

Erreger: Virus

Übertragung: Der Virus wird durch direkten Kontakt mit Erkrankten, durch Tröpfcheninfektion oder auch durch die Luft übertragen. Säuglinge sind in den ersten 3 bis 4 Monaten vor einer Infektion geschützt.

Vorstadium: Das Kind hat Fieber, Schnupfen und Husten. Aufgrund einer Bindehautentzündung ist es sehr lichtempfindlich. Ca. am 2. Tag zeigen sich weiße Flecken wie Grießkörnchen auf der Wangenschleimhaut (Koplik'sche Flecken).

Hauptstadium: Nach scheinbarer Besserung steigt das Fieber nach 3 bis 5 Tagen wieder an. Der Ausschlag zeigt sich zunächst hinter dem Ohr, breitet sich dann aber auch über das Gesicht und später über Rumpf, Arme und Beine aus. Die Flecken sind etwa linsengroß, hellrot, leicht erhaben, und sie können zusammenfließen. Dieser Ausschlag verblaßt nach ca. 3 Tagen, und das Fieber geht zurück.

Komplikationen: Die Abwehrkraft des Körpers wird geschwächt, so daß im Anschluß an die Masernerkrankung eine erhöhte Infektionsanfälligkeit besteht. Es können dann Entzündungen der Lunge, des Mittelohrs, des Gehirns sowie des Kehlkopfes auftreten.

Impfung: Die Masernimpfung wird empfohlen.

Maßnahmen: Das Kind sollte möglichst Bettruhe einhalten, bis das Fieber wieder gesunken ist. Ein Abdunkeln des Zimmers ist nur erforderlich, sofern das Kind dies wegen seiner lichtempfindlichen Augen als angenehm empfindet (Maßnahmen zur Linderung der allgemeinen Krankheitszeichen vgl. Punkt 4.2.1 und 4.2.4).

Mumps

Erreger: Virus

Übertragung: Die Erreger werden vor allem durch Tröpfcheninfektion verbreitet. Die angeborene Immunität des Säuglings bleibt für ca. 6 Monate bestehen.

Vorstadium: Es fehlt häufig.

Hauptstadium: Unter mäßigem Fieber kommt es zu einer einseitigen, schmerzhaften Schwellung der Ohrspeicheldrüse, die vor den Ohren liegt. Dadurch steht das Ohrläppchen häufig etwas ab. Das Kind klagt meistens über Ohrenschmerzen und Beschwerden beim Kauen. Diese Erkrankung hält in der Regel eine Woche an und kann in einigen Fällen dann auf die andere Seite übergreifen.

Komplikationen: Häufiger erkranken andere Drüsen des Körpers mit. So kann es ab Eintritt der Pubertät zu einer Entzündung der Hoden bzw. Eierstöcke kommen, die die Gefahr späterer Unfruchtbarkeit beinhaltet. Eine allerdings seltenere Erkrankung der Bauchspeicheldrüse kann zu Zuckerkrankheit führen.

Impfung: Die Schutzimpfung ist empfohlen.

Maßnahmen: Die Nahrung sollte dem Kind als weiche Kost gegeben werden, um stärkere Schmerzen beim Kauen zu vermeiden. Warme oder feuchtwarme Umschläge wirken schmerzlindernd (vgl. Punkt 4.2.2).

Röteln

Erreger: Virus

Übertragung: Die Übertragung erfolgt durch direkten Kontakt mit Erkrankten oder durch Tröpfcheninfektion. Säuglinge erkranken nur sehr selten.

Vorstadium: Es fehlt häufig, manchmal ist die Temperatur etwas erhöht.

Hauptstadium: Die Erkrankung beginnt mit Lymphknotenschwellungen seitlich am Hals und im Nacken. Der danach auftretende Hautausschlag beginnt hinter den Ohren und breitet sich dann über den ganzen Körper aus. Die Flecken sind masernähnlich, oft aber kleiner und fließen nicht zusammen.

Komplikationen: Bei Kindern ist die Erkrankung in der Regel harmlos. Gefährlich sind Röteln vor allem bei Frauen in den ersten drei Schwangerschaftsmonaten, denn sie können zu schweren Mißbildungen beim ungeborenen Kind führen.

Impfung: Deshalb wird die Schutzimpfung empfohlen.

Maßnahmen: Eine weitere Behandlung ist außer bei hohem Fieber meistens nicht erforderlich, da sich die Kinder in der Regel nicht krank fühlen.

Scharlach

Der früher sehr gefürchtete Scharlach verläuft heute recht milde und komplikationsloser, so daß die eigentlichen charakteristischen Krankheitszeichen weitgehend ausbleiben können.

Die Ansteckungsgefahr ist bei weitem nicht so groß wie bei Masern und Windpocken.

Erreger: Bakterien

Übertragung: Die Erreger werden durch Kontakt mit Erkrankten, mit infizierten Gegenständen sowie durch Tröpfcheninfektion verbreitet. Unter Umständen können auch gesunde Kinder die Erreger übertragen.

Bei Säuglingen ist die angeborene Immunität etwa bis zum 5. Monat wirksam.

Vorstadium: Plötzlich treten hohes Fieber mit starken Halsschmerzen (als Folge einer Mandelentzündung), evtl. auch Erbrechen und Kopfschmerzen auf.

Es ist eine deutliche Rötung des Rachens und der Gaumenmandeln zu erkennen, und die Lymphknoten am Hals sind geschwollen.

Hauptstadium: Am 2. Tag bildet sich ausgehend vom Rumpf ein hellroter Ausschlag aus kleinsten, dichtstehenden Pünktchen, die aussehen wie Nadelstiche. Dieser Ausschlag greift dann auch auf das Gesicht über, das Munddreieck bleibt aber ausgespart.

Die anfangs weißlich belegte Zunge zeigt nach einigen Tagen eine starke Rötung mit deutlich erhabenen Papillen (Himbeerzunge).

In der 2. Woche beginnt sich die Haut zu schälen. Dies ist besonders auffällig an den Handflächen und Fußsohlen.

Komplikationen: Komplikationen sind heute meistens selten. Es kann aber dennoch manchmal zu anschließenden Entzündungen von Mittelohr, Lymphknoten oder Nieren kommen.

Wegen der Vielfalt der Erreger ist es möglich, mehrfach und sogar kurz hintereinander an Scharlach zu erkranken.

Impfung: Keine

Maßnahmen: Durch frühzeitige Gabe von Antibiotika kann der Krankheitsverlauf gemildert werden. Die Krankheitszeichen klingen schnell ab, und der Ansteckungszeitraum wird auf wenige Tage verkürzt.

Windpocken

Erreger: Virus

Übertragung: Die Erreger können durch direkten Kontakt mit Erkrankten, durch Tröptcheninfektion oder durch Luftzug übertragen werden. Säuglinge sind nicht vor einer Infektion geschützt.

Vorstadium: Für 1 bis 2 Tage können Abgeschlagenheit und leichtes Fieber auftreten.

Hauptstadium: Plötzlich bilden sich am ganzen Körper juckende, blaßrote Flecken, die Knötchen und Bläschen bilden. Schließlich trocknen diese ein und bilden dabei dunkelroten Schorf, der nach mehreren Tagen abfällt. Da die Erkrankung in mehreren Schüben verläuft, sind alle Stadien des Ausschlags gleichzeitig vorhanden.

Komplikationen: Es treten meistens keine nennenswerten Komplikationen auf. Allerdings können sich die Bläschen durch Kratzen entzünden und hinterlassen dann Narben.

Impfung: Keine

Maßnahmen: Die Bläschen werden mit einem vom Arzt verschriebenen Mittel eingerieben, um den Juckreiz zu mildern. Die Fingernägel des Kindes sollten kurz gehalten werden, um schlimmeres Zerkratzen zu verhindern.

4.3.8   Weitere Infektionskrankheiten

Um die Bedeutung der Schutzimpfungen zu verdeutlichen, sollen an dieser Stelle noch diejenigen Infektionskrankheiten kurz dargestellt werden, für die neben den genannten Kinderkrankheiten eine Impfung empfohlen wird.

Tuberkulose (TBC)

Die Tuberkulose ist eine in der Bundesrepublik immer noch verbreitete Krankheit, die sehr oft die Lungen befällt und seltener auch andere Organe betreffen kann. Unbehandelt endet sie häufig tödlich. Säuglinge sind besonders stark gefährdet, da sie sich sehr leicht anstecken und als Komplikation die tuberkulöse Gehirnhautentzündung entstehen kann.

Deshalb wird zur Schutzimpfung geraten.

Richtlinien für die Wiederzulassung in Kindergärten*

Krankheit	Inkubationszeit	Ansteckungsfähig- keit	Zulassung nach Krankheit	Zulassung von An- steckungsverdäch- tigen (bezogen auf den Krankheitsbe- ginn beim letzten erkrankten Fami- lienmitglied)
Keuchhusten	1 bis 3 Wochen	1 bis 2 Wochen vor Beginn des Krampf- hustens	nach Abklingen der Krankheits- zeichen, späte- stens 3 Wochen nach Beginn des Krampfhustens	Erwachsene sofort, Kinder unter 3 Jah- ren nach früher überstandener Krankheit oder Impfung sofort; sonst nach 1 bis 2 Wochen
Masern	10 bis 21 Tage (meist 14 Tage)	vom Beginn des Vorstadiums bis zum Abklingen des Ausschlags	Nach Abklingen der Krankheits- zeichen	Erwachsene sofort, Kinder nach früher überstandener Krankheit oder Impfung sofort; sonst nach 2 Wochen
Mumps	12 bis 26 Tage	2 bis 6 Tage vor bis 1 Woche nach Krankheits- beginn	Nach Abklingen der Krankheits- zeichen, frühe- stens nach 10 Tagen	Erwachsene sofort, Kinder nach früher überstandener Krankheit oder Impfung sofort, sonst nach 18 Tagen
Röteln	2 bis 3 Wochen	etwa bis zum 7. Krankheitstag	Nach Abklingen der Krankheits- zeichen	sofort
Scharlach	1 bis 3 Tage	3 Wochen und länger	nach der Be- handlung mit Antibiotika und Abklingen der Krankheits- zeichen; ohne antibioti- sche Behandlung nach 3 Wochen	1 Tag nach Isolie- rung des Erkrank- ten und Desinfek- tion oder 1 Tag nach Beginn der antibiotischen Be- handlung des Erkrankten
Windpocken	2 bis 3 Wochen	bis zum 6. Krankheitstag	nach Abklingen der Krankheits- zeichen	sofort

* aus: Bekanntmachungen des Bundesgesundheitsamtes, Merkblatt Nr. 26, Ausgabe vom November 1980, Deutscher Ärzteverlag, Dieselstr. 2, 5000 Köln 40.

Tetanus (Wundstarrkrampf)

Tetanus kann bereits durch eine sehr kleine Verletzung entstehen und verläuft in vielen Fällen tödlich, denn die Erreger gelangen über Nervenbahnen zum Rückenmark und bewirken Krämpfe verschiedener Muskelgruppen, u. a. der Atemmuskulatur.
Eine Schutzimpfung verhindert diese Erkrankung.

Diphtherie

Diphtherie befällt meistens die Gaumenmandeln, den Kehlkopf und bei Säuglingen auch die Nase und schädigt dort die Schleimhäute. Ein Ausbreiten der dabei entstehenden Schwellungen kann zum Ersticken führen.
Nicht rechtzeitig erkannt, verläuft die Krankheit deshalb oft tödlich.

Kinderlähmung (Poliomyelitis)

Bei der Kinderlähmung handelt es sich um eine Erkrankung des Rückenmarks und des Stammhirns, die zu schweren Lähmungen führen und oft tödlich verlaufen kann.
Die Impfung bietet wirksamen Schutz.

HIB (Haemophilus Influenzae B)

Eine Infektion führt vor allem bei Kindern unter fünf Jahren zu schweren Erkrankungen. Häufig kommt es dann zu einer eitrigen Hirnhautentzündung, die auch auf das Gehirn und das Rückenmark übergreifen kann.
Fünf Prozent aller Erkrankungen verlaufen tödlich, und in vielen anderen Fällen kann es zu ernsthaften neurologischen Folgeschäden kommen (z. B. Krampfleiden, Sprachstörungen, geistige Behinderungen).
Der HIB-Erreger kann außerdem Kehldeckelentzündungen (Erstickungsgefahr), Lungen- oder Ohrenentzündungen sowie Gelenk- und Hauterkrankungen hervorrufen.
Kinder über fünf Jahren sind nicht mehr so stark gefährdet und brauchen deshalb nicht geimpft zu werden.

4.4   Allergische Erkrankungen

4.4.1   Allergien

Der gesunde Körper verfügt als Schutz vor Krankheiten über ein Immunsystem (vgl. 4.3.2).
Bei einer Allergie handelt es sich um eine übermäßig starke Abwehrreaktion gegen körperfremde Stoffe, die Allergene. Dabei werden chemische Substanzen, vor allem Histamin, freigesetzt, die für die eigentlichen Anzeichen einer allergischen Reaktion verantwortlich sind. Diese können sich z. B. durch Anschwellen von Schleimhäuten, durch Zusammenziehen von Muskeln der Atemwege oder des Ma-

gen-Darm-Kanals sowie durch Hautausschläge zeigen.
Häufig spricht man in diesem Zusammenhang auch von atopischen Erkrankungen oder Atopie. Zu den Atopien gehören solche Allergien, bei denen die Vererbung eine wichtige Rolle spielt.

Kommen in der Familie Allergien vor, so sind die Kinder besonders allergiegefährdet.

Bereits vor der Geburt läßt sich feststellen, ob ein Kind eine allergische Veranlagung hat. Dazu wird zum einen überprüft, ob in der Familie Allergien vorliegen. Zum anderen kann der Arzt gleich nach der Entbindung das Nabelschnurblut des Neugeborenen untersuchen, das ebenfalls Hinweise auf ein Allergierisiko gibt. Ist dieses erkannt, so kann bereits bei der Säuglingsernährung die Allergiegefährdung durch entsprechende Maßnahmen (vgl. Kap. 2.2) gesenkt werden.

Häufige Allergene sind z. B. Nahrungsmittel, bestimmte Obstsorten, Fisch, Hühnereiweiß und andere Eiweiße. Auch die Luftverschmutzung, Pollen, Hausstaub (Hausstaubmilbe), Zusätze in der Nahrung oder in Kosmetika sowie Medikamente können Allergieauslöser sein.

Bei vielen Kindern äußert sich eine Allergie mit dem sogenannten atopischen Syndrom: Bei Säuglingen tritt das atopische Ekzem auf, dann erkranken die Kinder an Asthma und noch später an Heuschnupfen.

4.4.2   Neurodermitis

Charakteristisch für die Neurodermitis ist, daß sie in Schüben verläuft. Sie kann in jedem Alter auftreten oder auch verschwinden.

Die Erkrankung zeigt sich vielfach schon bei Säuglingen mit dem sog. Milchschorf vor allem auf dem Kopf, der Stirn und den Wangen.

Das Ekzem beginnt mit Rötungen, dann entstehen winzige, stark juckende Bläschen, die beim Kratzen nässen und schließlich verkrusten. Danach wird die Haut langsam dicker und schuppiger.

Im Kindesalter tritt zunächst das Beugeekzem besonders an Ellenbogen und Kniekehlen, aber auch im Nacken und an den Händen auf. Später kommt das Vorhandensein auffällig trockener und rissiger Haut hinzu. Bei Jugendlichen kann das Ekzem auch auf Gesicht und Rumpf übergreifen.

Behandlung der Neurodermitis

Bisher kann die Erkrankung nicht wirklich geheilt werden. Es gibt verschiedene Therapieansätze, die bei einigen Kindern zur Besserung führen, jedoch bei anderen versagen.

Neuere Erkenntnisse haben z. B. ergeben, daß in einigen Fällen eine ungesättigte Fettsäure (Gamma-Linolensäure, GLS) in zu geringen Mengen im Blut vorliegt. Ursache ist ein gestörter Stoffwechsel der ungesättigten Fettsäuren aufgrund mangelnder Enzymtätigkeit. Die GLS kann in Form verschiedener pflanzlicher Öle dem Körper zugeführt werden. Erste Untersuchungen einer entsprechenden Behandlung zeigen, daß teilweise eine Linderung oder sogar Heilung eintrat. Auch eine vorbeugende Wirkung konnte festgestellt werden.

Alle Therapiemöglichkeiten oder auch Suchdiäten, die dem Aufspüren allergieauslösender Nahrungsmittel dienen, müssen mit dem Arzt besprochen werden.

Darüber hinaus ist ständige Pflege der erkrankten Haut wichtig. Durch Beachten der folgenden Richtlinien kann sogar ein Zurückdrängen der Symptome möglich sein:

- Grundsätzlich sollte Kratzen vermieden werden, da es den Juckreiz verstärkt. Juckreizstillende Mittel verschreibt der Arzt. Die Fingernägel des Kindes sollten immer kurz sein.
- Die Haut darf nicht austrocknen, denn dadurch würde der Juckreiz verstärkt und ein Ausbreiten des Ekzems gefördert. Deshalb werden zum Waschen alkalifreie „Seifen" (Syndets) und zum Baden rückfettende Ölbäder empfohlen
  Das Kind sollte nicht über Hauttemperatur baden oder duschen.
  Die Haut muß morgens und abends eingecremt werden, auch wenn gerade kein Ekzem vorhanden ist.
- Die Wäsche sollte aus reiner Baumwolle sein, weil die Haut dadurch am wenigsten gereizt wird.
  Ein besonders gründliches Spülen ist erforderlich, um Waschmittel- oder Weichspülerreste vollständig zu entfernen.

4.4.3   Heuschnupfen

Der Heuschnupfen tritt in der Regel nicht vor dem 8. Lebensjahr auf. Er wird meistens durch eine Pollenallergie hervorgerufen.

4.4.4   Asthma

Bronchialasthma ist gekennzeichnet durch anfallweises Auftreten von Reizhusten und Atemnot. Die Ausatmung ist erschwert.

Ursache sind Verkrampfungen der Muskulatur sowie Schwellungen der Schleimhäute in den Bronchien und die Absonderung von zähem Schleim, so daß die Atemwege verengt werden.

Im Gegensatz zum Heuschnupfen kann das Asthma bereits vom 2. Lebensjahr an auftreten, allerdings dann nicht mit den plötzlichen Anfällen, sondern mit quälendem festen Husten sowie einer erschwerten Ausatmung (spastische Bronchitis).

Das allergische Asthma wird häufig durch Hausstaubmilben oder Tierhaare, aber auch durch Gras- oder Blütenpollen hervorgerufen. Anfälle können auch seelisch bedingt auftreten, z. B. bei Aufregung.

Maßnahmen: Die Allergene sind möglichst zu meiden.

- Bei Pollenallergie bedeutet das, an gefährlichen Tagen (vgl. Pollenflugmeldungen) nicht draußen spielen, die Fenster frühmorgens schließen, da ab 4.00 Uhr der Pollenflug besonders stark einsetzt.
  Bei Autofahrten sind Fenster und Lüftung zu schließen.
- Bei Hausstauballergie sollte auf dicke Teppiche und Vorhänge verzichtet werden. Polstermöbel, Matratzen sowie Bettzeug müssen eine synthetische Füllung haben. Jede Reinigung erfolgt am besten feucht, und beim Staubsaugen sind Staubsauger mit Staubfilter wichtig.
  Die Baumwollbettwäsche sollte wöchentlich gewechselt werden und zwischendurch viel in der Sonne liegen, weil die Hausstaubmilbe durch Sonnenlicht abgetötet wird.
- Liegt eine Allergie gegen Tierhaare vor, muß auf entsprechende Haustiere verzichtet werden.

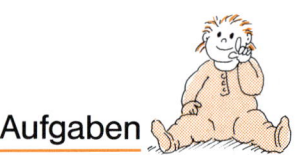

Aufgaben

1. Stellen Sie dar, welche Bedeutung die Beobachtungen der Eltern und Erzieher für den Arzt beim Erstellen einer Diagnose haben.
2. Ein Baby hat mittags 38,0 °C und spät abends dann 39,0 °C Fieber. Begründen Sie die Maßnahmen, die Sie ergreifen würden.
3. Nennen Sie mögliche Ursachen für Bauchschmerzen bei Kleinkindern.
4. Stellen Sie die geeignete Ernährung für ein 10 Monate altes Baby dar, das an Durchfall und Erbrechen leidet.
5. Beschreiben Sie Möglichkeiten, um den Husten eines Kindes zu lindern.
6. Stellen Sie die unterschiedlichen Möglichkeiten dar, durch die ein Kind gegen Röteln immun werden kann.
7. a) Erklären Sie, weshalb in einigen Kindergärten der Fußboden regelmäßig desinfiziert wird.
   b) Welche Ansteckungsmöglichkeiten werden mit dieser Maßnahme nicht verhindert?
8. Eine berufstätige Mutter gibt ihr an Keuchhusten erkranktes Kind im Kindergarten ab, weil sie es während ihrer Arbeitszeit sonst nirgendwo unterbringen kann.
   Begründen Sie, wie sich eine Kindergärtnerin jetzt verhalten könnte.
9. Stellen Sie die Bedeutung von Schutzimpfungen dar.
10. Erklären Sie, welche Folgen die zunehmende Impfmüdigkeit in der Bundesrepublik hat.

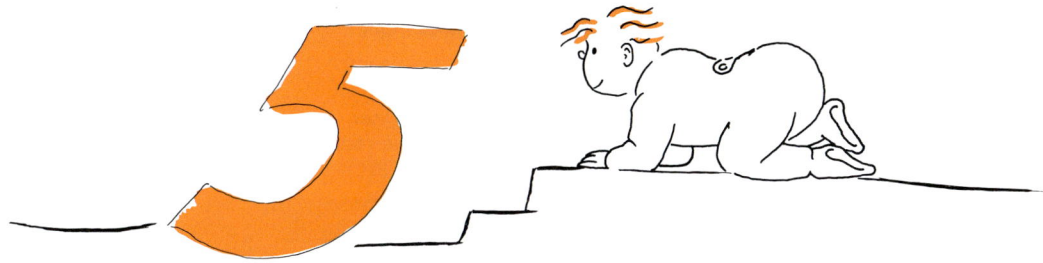

Altersspezifische Unfallgefahren

Vom Krabbelalter an bis Ende der „Neugier-phase" (ca. Ende des 3. Lebensjahres) ist die Wohnung kindersicher zu machen. In diesem frühen Kindesalter sind die Kinder neugierig, unerfahren und gehen ohne das geringste Gefahrenbewußtsein auf Entdeckungstour. Dabei greifen sie nach allen erreichbaren Gegenständen („begreifen"), und wenn mög-lich stecken sie alles in den Mund. Dieses un-vorsichtige Verhalten bedeutet eine ständige Gefahr für das Kind, der die Aufsichtsperso-nen Rechnung tragen müssen. Gefahren-punkte sollten soweit wie möglich beseitigt und das Kleinkind davon ferngehalten werden. In Folgendem werden Unfallursachen und vor-beugende Maßnahmen aufgelistet:

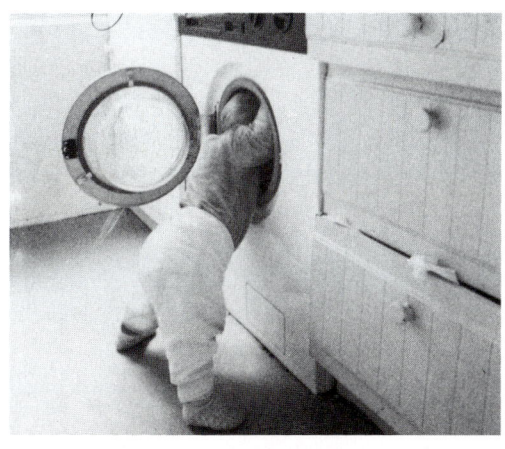
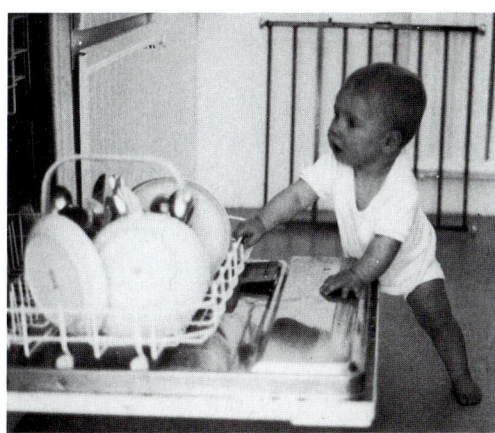

Unfallursachen	Vorbeugende Maßnahmen
Sturz Sturz vom – Wickeltisch – Kinderbett – Badewanne – Kinderwagen – Hochstuhl	 Niemals den Säugling unbeaufsichtigt lassen Lattenrost der Matratze rechtzeitig tiefer anbringen Richtige Badehaltung Zusätzlich anschnallen Zusätzlich anschnallen, wenn die Gefahr besteht, daß das Kind herausfällt

Unfallursachen	Vorbeugende Maßnahmen
Sturz – von der Treppe – vom Balkon – aus dem Fenster	Sicherung durch Schutzgitter Enge Balkonverstrebungen sowie ausreichend hohe Balkonbrüstungen Fenstersicherung
Stromverletzungen Unfälle durch elektrischen Strom – Steckdosen 	Absichern durch Sicherheitsverriegelung oder Kinderschutz-dose
– defekte Schalter, Steckdosen und Verbindungsschnüre – elektrische Geräte – elektrisches Heizkissen	Sofort fachmännisch reparieren lassen Keine gefährlichen Behelfsreparaturen durchführen! Nach Gebrauch Strom abschalten, Stecker herausziehen, Gerät wegräumen! Niemals verwenden! Stattdessen eine Wärmflasche ins Bett legen! (vgl. Punkt 4.2.2)
Erdrosseln Erdrosseln durch – Gurte, Schnüre, Bänder	An Kleidung, Schnüre und Bänder entfernen (insbesondere im Halsbereich!) Zu lange Schnüre am Spielzeug kürzen!

Unfallursachen	Vorbeugende Maßnahmen
Ersticken	
– unter der Bettdecke	Leichte und nicht zu große Bettdecke verwenden (im Handel: Baby-Steppdecken; Daunen oder mit waschbarer Synthetik-füllung, vor Erstickung schützende Bettdecken), Schlafsack verwenden
– im Elternbett	Das Schlafen bei den Eltern meiden, da der Kopf leicht unter die große Bettdecke geraten kann
– durch schwere Kopfkissen	Nur feste und flache oder gar keine Kopfkissen benutzen
– durch Erbrochenes	Auf ein regelmäßiges „Bäuerchen" während und nach der Mahlzeit achten. In den ersten Lebenswochen den Säugling nicht auf den Rücken, wenn er nicht beaufsichtigt ist, legen, da beim Erbrechen die Nahrungsreste in die Luftröhre gelangen und diese verschließen können
– durch Fremdkörper	Keine verschluckbaren kleinen Sachen (z. B. Murmeln, Knöpfe) herumliegen lassen. Häufiger staubsaugen
– durch Plastiktüten	Plastiktüten kindersicher aufbewahren
– durch Insektenstiche im Mund und Rachenbereich	Kinder nur unter Aufsicht trinken und essen lassen. Saft nur aus abgedeckten Gefäßen trinken lassen – niemals aus offenen Flaschen oder abgestellten Bechern!
Ertrinken	
Ertrinken – im Schwimmbecken, in der Badewanne, im Teich, im Planschbecken, im Meer, im Fluß	Kind nie unbeaufsichtigt lassen! Teiche absichern! Am Meer Kinder nur mit Schwimmflügeln (jeweils 2 Kammern und mit Sicherheitsventilen ausgestattet) herumlaufen lassen!
Vergiftungen	
Vergiftungen durch – Reinigungsmittel – Pflegemittel (Kosmetika, Haarwaschmittel, Körper-pflegemittel) – Pflanzenschutzmittel – Waschmittel – Schuhcreme – Alkohol – Tabakwaren – Medikamente	Möglichst nur Mittel mit „kindergesicherten" Verschlüssen verwenden! In verschließbaren oder nicht erreichbaren Schränken aufbe-wahren! Nicht herumstehen lassen! Kein Umfüllen von Chemikalien in Getränkeflaschen!
– Spielzeug	Nur Spielzeug kaufen, das mit ungiftigen Farben lackiert ist!

Unfallursachen	Vorbeugende Maßnahmen
Hitzeschäden Hitzeschäden durch – Sonnenbrand, Hitzschlag, Sonnenstich – zu heißes Wasser in der Badewanne – heiße Flüssigkeiten z. B. in Kaffee- und Tee- kannen und Töpfen auf dem Herd – Brennende Kerzen – Streichhölzer	Sonne meiden, Säuglinge im Schatten lassen Sonnenhut und leichte Körperbedeckung (Naturfasern) Richtige Badetemperatur (36 bis 37 °C) – vorher prüfen, z. B. mit Badethermometer. Kein heißes Wasser nachfüllen! Kind in der Nähe nicht unbeaufsichtigt lassen! Griffe nach hinten drehen, um das Herunterreißen zu verhin- dern! Kinder beaufsichtigen! An sicheren Orten hinstellen. Das Verwenden von Tischdecken vermeiden!

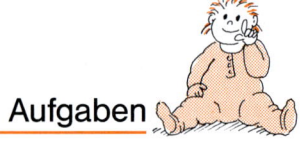

Aufgaben

1. Nehmen Sie zu der Abbildung auf Seite 59 oben Stellung.
2. Welche Vorsichtsmaßnahmen sollten Auf- sichtspersonen hinsichtlich der Sicher- heit der Krabbelkinder in der Krippe und im häuslichen Bereich ergreifen? Begründen Sie!
3. Beschreiben Sie Unfallursachen und vor- beugende Maßnahmen bei der Unfallart „Vergiftungen"!

Sachwortverzeichnis

Bildquellenverzeichnis

Gruner + Jahr AG & Co, 8000 München,
Redaktion Eltern (Freddy Vogt), S. 40 (1)

Hartmann AG, 7920 Heidenheim a. d.
Brenz, S. 12

Hoffmann GmbH, 1000 Berlin, S. 59 (2),
(Bestell-Nr. 5063/N)

Jöhnk, C., 2000 Hamburg, S. 8 (1, 2), 25,
41 (1), 43 (1, 2), 67 (1, 2)

Milupa AG, 6382 Friedrichsdorf/Ts., S. 18,
22, 29, 30, 41 (3), 42 (1, 2)

Mühlbach, M., 2000 Hamburg, S. 9, 31,
34, 35, 40 (2), 41 (2), 42 (3), 43 (3), 44